单桂敏灸除不孕不育

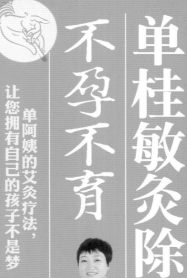

单阿姨的艾灸疗法，
让您拥有自己的孩子不是梦

中国第一健康门户网站
超人气博主 单桂敏 著

IC 吉林出版集团
吉林科学技术出版社

U0341634

图书在版编目（CIP）数据

单桂敏灸除不孕不育 / 单桂敏著. -- 长春 ：吉林
科学技术出版社，2012.10
ISBN 978-7-5384-6212-8

Ⅰ. ①单… Ⅱ. ①单… Ⅲ. ①不孕症—针灸疗法
Ⅳ. ①R246.3

中国版本图书馆CIP数据核字(2012)第243422号

单桂敏灸除 不孕不育

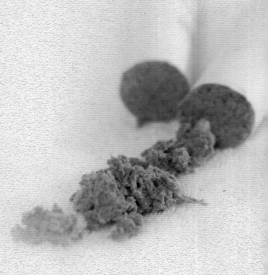

著　　单桂敏
出 版 人　李　梁
责任编辑　许晶刚　端金香　赵　沫
封面设计　长春市一行平面设计有限公司
内文设计　长春市一行平面设计有限公司
开　　本　880mm×1230mm　1/20
字　　数　240千字
印　　张　8
印　　数　1-10000册
版　　次　2013年5月第1版
印　　次　2013年5月第1次印刷

出　　版　吉林出版集团
　　　　　吉林科学技术出版社
发　　行　吉林科学技术出版社
地　　址　长春市人民大街4646号
邮　　编　130021
发行部电话/传真　0431-85677817　85635177　85651759
　　　　　　　　　　　　85651628　85600611　85670016
储运部电话　0431-84612872
编辑部电话　0431-85635186
网　　址　www.jlstp.net
印　　刷　长春新华印刷集团有限公司

书　　号　ISBN 978-7-5384-6212-8
定　　价　39.90元
如有印装质量问题　可寄出版社调换
版权所有　翻印必究　举报电话：0431-85635186

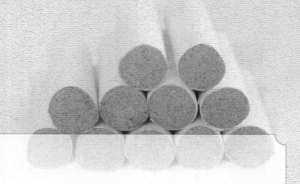

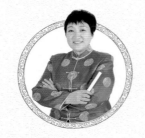

单桂敏

〔超人气博主〕

18岁开始行医，至今从医40年。在此期间积累了丰富的临床经验，擅长用艾灸、针刺、导药、放血等中医疗法治疗各种常见病及疑难杂症。

于2006年在39健康网上开博，博客名称"我的从医感受"（博客地址 http://blog.39.net/shanguimin/），毫无保留地向网友讲述各种常见病及疑难杂症的相关问题。推广以艾灸为主，针刺、导药、放血等疗法为辅的单氏综合治疗方法，受到广大网友的热评，被网友们亲切地称为"单阿姨"。

目前博客点击率已超过11 000万次，每日点击率超过10万次。博客人气现居中国第一健康门户网站——39健康网第一位，是39健康网名副其实的博客人气王。

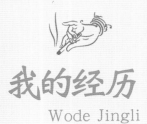

我的经历
Wode Jingli

　　我叫单桂敏，今年62岁，是一个退休医生，已经退休了7年，自退休后，我就在网络写博客，主要介绍百姓可以自己治病的一些方法，这样一写就是7年。这几年我把大部分时间都给了我的病人，我每天上网10多个小时，对病人的留言我做到逢帖必回，因为我觉得病人在使用这些方法治病的时候，会有反应，会有疑虑，如果我不在线支撑着他们，他们就可能担心，就可能延误治疗机会。由此我耗费了很多自己的时间。

　　这么多年，我的博客由当初每天点击3～5人，到今天每天点击量在10万～15万人，现在我的博客点击率已经超过一亿多。看来百姓对自我治疗疾病的方法很热衷，所以我常常想，我们做医生的，就是要把简单、易学、方便、效果好的、不良反应小的、经济实惠的方法，教给大家。我传播了7年自我治疗疾病的方法，很多人，用我传播的方法治愈了自己的疾病，每当看到网友大量的反馈我都会由衷地高兴。

　　我好想让绿色疗法传遍世界各地，我好想叫人们自己当自己的医生，自己主宰自己的健康。

　　http://blog.39.net/shanguimin/这是我的博客链接。

　　我从医40多年，积累一些经验，每一个病人来治疗，有百分之一的治疗希望，我都会拿出百分之百的努力，我运用的方法，现在属于绿色疗法，近几年越来越被重视。这些方法包括艾灸、针灸、刮痧、拔罐、点刺放血、火针治疗等方法，而且这些方法都是百姓可以自己在家操作治疗的方法。我刚退休的时候就想，我一定要把这些简单的方法写出来，能"教会百姓自己治病"该有多好。

其实写博客也只不过是记录一下自己治疗的点滴体会，即使没有人看，就当作自己的日记，当有一天我不得不离开这个世界的时候，把经验留下来，没有遗憾地走该多好。之所以我的博客跟帖率高，就是太多人用艾灸治愈了疾病，感染着那些求医无门的人，再有就是那些网友的口口相传。常常在我的帖子里面会看到，"同事推荐我来看您的帖子"，"亲人推荐我来用您的艾灸，叫我试试艾灸的方法等"不胜枚举。

回想起我走过的这7年，有喜悦，就是在2009年的时候，我得到了中老年博客大赛单项奖，其次就是我得到了39健康网健康博客十佳人气奖和十佳博客奖和热心博主，三个奖项，这个到我的博客首页就会看到。

最叫我高兴的是我得到了中国科协《关于首届全国科学博客大赛的科研组二等奖》并得到了一个笔记本电脑。我不介意东西多少，更介意带给我的那种喜悦，那种被认可给我的鼓励。中国科协的耿苗说："阿姨，这个奖项您该得，因为您的付出太大了。当时在评选的时候，我们来了几个科学家，大家一致认为您从基层，一步步走到今天，您真的太不容易了。我们当时想，是给您分到科研组？还是教学组？后来大家一致认为，您每天都不辞辛苦地在网上回复大家的提问，其他医生都做不到这样，应该给您分到科研组。"

从这里我感受到了，只要你做到了，会有很多人看到，大家不会埋没你的功绩。

在这里我诚心感谢中国科协，感谢耿苗和他的同事。感谢网络，感谢每天来看我博客的网友，真的感激之情无以言表……有的记者问："阿姨您这次出名了，您还会一如既往地回复病人的问题吗？""会的，只要我有时间，只要我的身体健康，我还会回复大家的提问……"

很多网友在我这里学到了很多可以自己治疗疾病的方法，很多网友成了家庭医生，成了同事和朋友的保健医。更可喜的是，有很多基层医生在看我的博客，使用我的方法来给百姓治病。

几年间，我先后出版了四本书《单桂敏灸除百病》《灸除百病的智慧》《艾灸扫除常见病》《单桂敏灸除百病2》。

还有更叫我高兴的是很多网友用我教会的方法给自己治病，给家人治病，给朋友治病，给同事治病，我们用这些简单的方法，花钱少，治大病。每天看到那么多人来和我反馈用这些方法治愈了自己的疾病，我发自内心地感动。这些年，我感觉我得到的更多，我得到了很多网友的支持，我看到了自从我传播绿色疗法以来，有那么多人用这些方法治愈了自己的疾病，我很欣慰。

2009年，我曾经指导一个澳大利亚的华人用艾灸和刮痧的方法治愈了自己的疾病，我们在网上交流，写博客，回帖，发电子邮件，打电话。她给我邮寄澳元感谢我，在去年的时候，又给我寄来一个澳毛被。还有的网友用这些方法治愈自己的疾病，到春节的时候，给我邮寄海鲜、扒鸡，帮我充Q币，以维持QQ群的运转。真的很感谢这些网友，没有你们的支持就不会有我的今天。想起这些心中常常会很感激。

有一个在英国的网友告诉我说："阿姨您知道您有多出名吗？"

"不知道。"

"有一次，我带着女儿去做礼拜，女儿不断地流鼻涕、打喷嚏，一个英国修女问我，你的孩子患的是鼻炎吗，你可以看中国的39健康博客，有一个中国的医生，可以告诉你如何自己治疗这个疾病，她说，我就是听这个修女说的到39健康来看您的博客，来学习您的方法……"我当时听后真的很感动，我的想法本来就很简单，我本想教会中国人使用这些方法治病，没有想到这些方法会传到国外，会有外国人在使用这些方法。

现在我又多了一个野心，在我有生之年，要把艾灸传遍全世界。我需要大家的支持！

现在写保健类书目的作者很多，很少有人涉及写治疗的内容。写治疗的内容就需要有足够的临床经验，如果没有经验你就等于纸上谈兵。我的治疗方法都是我从事临床的治病经验。老百姓有病最想知道的当属如何治疗、什么方法有效、花钱少还治病……那么，您如果学会了艾灸、刮痧、点刺放血和拔罐，很多常见病就可以手到病除。之所以我的博客跟帖看帖的多，就是因为我知道百姓想寻求可靠方便的治疗方法。

7年的博客传播，很多人用我的方法治愈了多年的过敏性鼻炎；有很多人的巧克力囊肿、盆腔积液、附件炎、宫颈糜烂等妇科疾病用艾灸治愈；有多少颈椎病病人，用艾灸改善和治愈；有多少小儿，用艾灸提高了免疫力，减少患感冒的次数；又有多少腰腿疼痛的患者，用艾灸得到了改善；最叫我高兴的是，艾灸使很多不孕症尝到了做妈妈的滋味，在我的博客里面就有很多网友来反馈用艾灸治愈不孕的案例，还有很多是我没有写上去的，更多的用艾灸治愈不孕的，没有来帖告诉我，有这些就足够了。最欣慰的是有很多疑难杂症使用艾灸后也有很好的效果，看来艾灸治疗疾病还可以有更多的突破口，我希望和你们共同来书写这个艾灸故事。

　　虽然，在这7年中，我耽误了许多治疗，把主要精力放在了博客上。但是与每天只能治疗10位病人相比，15万人的博客日浏览量更令人欣慰。好想这15万人都来学习，运用这些简单的治疗手段，用这些方法，使我们的身体更加健康。好想这15万人都来传播我们祖国的传统治疗方法，叫这种方法不仅仅在中国家喻户晓，更希望这些方法在世界发扬光大！

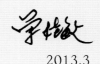

2013.3

为什么要写这本书

Weishenme Yaoxie Zheben Shu

很早就有一种想法要写一本治疗不孕不育的书，今天这本书终于与读者见面了，我是怀着激动的心情在写这个序。

我今年62周岁，从1970年的3月我就开始当赤脚医生，一直做到今天。

我主要是搞临床治疗，常用的治疗方法就是艾灸、针灸、刮痧、拔罐、火针、穴位注射、点刺放血与按摩、导药等综合治疗方法。40多年的临床治疗，使我积累了大量的临床资料。到我退休的时候，我就想到，我一定要写出来，要叫更多的人们知道，还有一种简便的治疗方法叫做艾灸，坚持使用这种方法，可以帮助不孕症患者治愈不孕。

开始知道这个方法的时间应该在1970年的秋天，那个秋天我一直给孙奶奶家的儿媳打点滴治疗疾病，当我到孙奶奶家给她儿媳打点滴的时候，我看到孙奶奶自己在做艾灸。

当时我孤陋寡闻并不知道这种方法就叫做艾灸，于是我问孙奶奶："奶奶您在干什么？每天这么烟熏火燎是在驱蚊吗？"

孙奶奶说："我在用这种方法治疗，中国的老一辈们曾经用这种方法治疗很多种疾病。我通过这一年左右的艾灸，身体结实很多，我的心口痛（胃痛）很久不犯病了，感冒也很少了，我的气管炎也好多了。"

当时我看到的是，孙奶奶每天用一个捞饺子的漏勺，里面放着砸碎的艾叶，点燃艾叶，上面再扣一个缺了角的破碗，我看到一股股烟从破碗的角冒出来，更多的烟在漏勺的下面熏到了肚子上。

这就是孙奶奶治病的全过程，我知道当时孙奶奶治病，并没有穴位的概念。但是她治疗的腹部涵盖了任脉的主要穴位，涵盖了胃经、肾经、肝经、脾经的一些穴位，常常艾灸腹部就会调整相应脏器的功能，同时提高身体的元气，等于提升了免疫力。

印象最深刻的1970年的9月，这时我已经到卫生所工作六个月了，我就经常看到有一个20多岁的小媳妇，经常来找刘大夫开中药，据说是来看不孕症的，她常常来卫生所，时间久了我们成了朋友，也就无话不说了。

　　她结婚有四年了，从未怀孕过。她也感觉自己很委屈，说："我婆婆经常给我话听，婆婆有时候说：'老母鸡还会下蛋呢，老母猪还会降小嘎嘎呢'，言外之意我都不如老母鸡和老母猪了。"说到伤心处，她会痛哭流涕。说实在话，我真的很同情她。

　　要知道当时的年代，结婚四年不怀孕的，在农村家里一定是没有地位的。我决定叫她试试艾灸，于是我就和她简单陈述了孙奶奶治病的过程，和孙奶奶自己的体会，我的直觉告诉我，这个小媳妇很可能是宫寒导致的不孕，她手脚冰凉，肚子冰凉，如果艾灸可以改善她的宫寒症状，那么是否就可以很快怀孕呢？

　　我告诉她，回家买一个漏勺，自己找一些艾叶，自己锤炼做艾绒，用筛子筛掉杂质，多锤炼几次，然后每天熏灸肚子。因为当时我对穴位还是没有概念的。

　　迟迟不怀孕的小媳妇，现在无论听到什么有助于怀孕的信息都想尝试，她说好的，回家试试去。于是从那个月开始她就每天自己用艾灸熏灸腹部、小腹部和腰骶部，就是把子宫包起来艾灸，用艾灸的方式来温暖子宫，用艾灸来活血化淤，疏通经络。

　　大约两个月后，这个小媳妇突然神秘秘地跟我说："小单，这个月我没来身上（月经的意思），而且每天迷糊，嗜睡，还恶心。"

　　我说："你是不是怀孕了？快告诉你丈夫吧，到医院检查看看。"

　　她说："我可不敢说了，我以前闹过这个，我婆婆说我闹妖，万一不是怀孕，我婆婆又该有指桑骂槐的借口了。"

　　我听到后知道这个小媳妇是盼怀孕出现的假孕现象。假孕是生理和心理的综合"逆差"。有些妇女结婚后，急盼爱情的"结晶"早日孕育，她们盼子心切，就朝思暮想，梦寐以求，在大脑皮层形成强烈的"盼子"兴奋灶，影响下丘脑及脑垂体的功能紊乱，导致月经停闭。继而出现一些怀孕的症状，于是就相应产生厌食、择食和呕吐的"怀孕"反应。这些都是她盼望怀孕的心理作用。

　　为了验证她用艾灸后是否已经怀孕了，于是我借了一辆自行车，带着她一路颠簸到10里以外的乡卫生院去做妊娠免疫试验（由于当时没有早孕试纸，我们如果确定是否怀孕都要到乡卫生院去做验证）。当检验结果出来后一看是阳性（+），我的心情不由自主地狂跳一气，艾灸真的是起作用了，我搂着小媳妇告诉她"你怀孕了"就看到她那种质疑的眼光，"是真的吗？我不信？""这是科学，是真实的检验结果，我们一起去问问医生吧？"当医生告诉她，这是真的，是怀孕了，那个时候我看到她双手捂住脸在抽泣，我理解她期盼怀孕的心情。我知道这里面包含了太多的内容，有喜悦，有委屈。我说，我们回家吧，回家后，你要第一时间告诉小哥叫他和你一起高兴，一起分享喜悦。

回家后她和小哥说了，可是小哥不信，她拿出来了化验单说："你不信可以去问卫生所的小单，她和我一起去做的化验。"

小哥急匆匆地来到卫生所问我："小单你小嫂子有了（怀孕了）是真的吗？"

"是真的，不要怀疑了，回家告诉你妈妈赶紧给小嫂子赶紧增加营养吧！"

这是一个真实的故事，每每回忆起来都会觉得很温馨。小嫂子是1971年夏天生了一个男孩，现在想想已经近40多岁了，随后小嫂子又在两年后怀孕生了一个女孩，现在的家庭应该很幸福。

有了这次艾灸治愈不孕的经历，我就想，当我有能力的时候，当我可以宣传艾灸可以助孕的时候，当人们不再怀疑艾灸，使用艾灸，并能成功受孕和治疗很多疾病的时候，我觉得我的努力不会白费。退休了，而且有了网络。我知道还有更多的人怀疑艾灸，更多的人不相信艾灸，我要宣传艾灸，要叫更多的不孕不育的网友使用艾灸，我要用事实说话，用事实告诉大家，相信艾灸，使用艾灸，慢慢的您也会怀孕的。

7年多的艾灸宣传，现在通过艾灸怀孕的女性越来越多了，有的网友怀孕后，会来告诉我，叫我和她们一起分享喜悦，更多的网友使用艾灸治愈不孕没有来告诉我。我坚信艾灸具有助孕的疗效，我知道今后的路上一定会有更多的网友使用艾灸，并从中受益。

这7年我宣传艾灸，用艾灸治愈不孕的案例有万例左右。其中有盆腔积液的，有宫颈糜烂的，有子宫肌瘤的，有输卵管堵塞的，有腺肌症的，有功血不孕的，有阴道炎的，有45岁高龄女性灸后怀孕的等。

其中在我《怀孕篇》（23）中有网友反馈："我今年38岁。30岁以前怀孕过三次，均因个人原因流掉了。之后一直尝试都未能怀上。35岁以后，更觉得压力增大，开始四处求医。查出巧克力囊肿及子宫肌瘤，子宫腹腔手术后诊断为子宫内膜异位症四度。医生说我自然怀孕的机会可能只有10%。手术后身体一直很差，也尝试中药调整身体。但因为工作繁忙，效果并不好，总觉得压力很大，身心俱疲，于是把工作辞掉，准备专心调理身体并准备体外受精和胚胎移植（试管婴儿），这也是我最后的希望了。这期间还做了两次人工授精，都失败了。当体外受精和胚胎移植也失败的时候，我整个人都崩溃了，觉得真的是一点希望也没了。从那儿后还患上了轻度抑郁。往事真是不堪回首，前前后后花了几年时间，几万元，换来这种结果……

"认识艾灸和单阿姨的博客是三个月前的事。说实话并未抱太大的希望，只是觉得如果可以治病当然好，退而求其次，强身健体也好。于是开始了我的艾灸。第一个月天天灸，主要就是八髎穴、神阙穴、关元穴、中脘穴、子宫穴、足三里穴和三阴交穴。三阴交穴很快出了许多水泡，有的还化脓了。一开始也很怕，但按阿姨的博客指导去处理也都解决了。到了月经该来未来的时候，心里一直觉得可能是因为艾灸的原因经期拖后了。直到过了几天才想到去验一下。结果真的是让我欣喜若狂，尿检查呈阳性，验血黄体酮大于40%。说实话我真的太没想到艾灸有这么神奇。本来之前家人还觉得我又搞歪门邪道呢，现在全家都不得不叹服中医的博大精深了。"

"以上写这么多，第一是要感谢单阿姨，是您帮我你怀上了宝宝，这真的是一件功德无量的事，我们全家人都会一生感激您。相信您的指导已经并正在改变许多人的命运，其中就包括我。真的感谢您。第二是要鼓励正在经历不孕痛苦的姐妹们，我理解你们所经历常人所无法体会的痛苦和绝望。希望我的经验可以让你们开始相信艾灸，相信中医，相信你们自己。"

《我怀孕了》（27）多囊卵巢综合征和丈夫精子成活率低的网友，用艾灸中极穴、八髎穴、曲骨穴、命门穴、三阴交穴、太溪穴，这位网友的丈夫灸了两个月，精子活动能力有了很大的提高，在提高到36%的时候，那位网友也怀孕了。

艾灸治疗男性精子成活率低，艾灸两个月后由40%增长到70%，这些都有网友的反馈为证。艾灸无论是对不孕的还是不育的都有很好的疗效。常常是有些女性自己输卵管不通，老公的精子质量还不高同时艾灸也怀孕了，这样的例子很多很多。

在我《怀孕篇》（35）里面，这个网友宫外孕切掉一侧输卵管，同时患有子宫内膜异位症、卵巢囊肿，丈夫还是弱精症，两个人都比较认真地灸了几次也是怀孕了。还有一例左侧输卵管切除，右侧输卵管伞部积水，艾灸七个月也怀孕了，这些在医学中自然怀孕都是不可能的，但是艾灸使不能变成可能，还有一个介绍的双侧输卵管堵塞，通水都通不过去，医生断定自然怀孕的概率为零，这样的人艾灸几个月也竟然自然怀孕了，这些都是艾灸创造的奇迹。

还有45岁女性怀孕的，曾经做过两次体外受精和胚胎移植（试管婴儿）失败，结果艾灸有效；有40多岁怀孕生子的，还有一个41岁的，做了两次体外受精和胚胎移植（试管婴儿）都失败了，这个人自己说都不敢想怀孕，艾灸了一个多月，也怀孕了。

艾灸使很多不可能变成了可能，这就是艾灸的魔力。这样的例子太多了，简直是不胜枚举。艾灸可以活血化淤、疏通经络、温经散寒、消炎止痛。女性不孕的主要原因：

一是：寒凉，为了美穿得少，冬季迟迟不穿棉衣、棉裤，记着这些早晚是病；吃喝寒凉的食物、饮料。常常是冰箱内的食物和水拿起来就喝，这些都会给寒邪留下隐患。寒则凝，凝就会有囊肿和肌瘤发生，这些也是导致不孕的主要因素。

二是：体质虚弱，如今，无论是家里还是工作单位，以及商场，处处有空调，这些都是做病的基础条件。上下班基本开车，坐车，没有运动的机会，气血运行就不畅。人不运动，气血就不会充分地供给，从根本上来说，女性不孕属肾气不足。

三是：除了全身性的因素之外，阴道、宫颈、子宫、输卵管、卵巢等的疾病也常常会造成女性不孕。现在的女孩有一部分没结婚怀孕的流产，甚至反复流产，而造成输卵管炎，输卵管堵塞。有的还会患有盆腔炎、盆腔积液、宫颈炎、宫颈糜烂、卵巢囊肿、巧克力囊肿、腺肌症、子宫肌瘤等都是引发不孕的主要因素。

上述问题，艾灸都会有很好的效果，所以用艾灸治疗不孕不育是最佳选择，并且方便，是自我治疗的方法。这种治疗效果好、花钱少、疗效佳，是一种绿色疗法，不会对身体有伤害。

在这里我要谈一谈艾灸的功效：

寒证应该是艾灸的首选，因为寒则凝，很多疾病是由于寒而导致积液、肌瘤、囊肿。女性的子宫是孕育宝宝生长的空间，有积液、囊肿、肌瘤这些荆棘丛生的环境，怎么能够适合宝宝生存？还有如果你宫寒，有的女性自己都体会到屁股冰凉、肚子冰凉、手脚冰凉，好似到了寒带，那么成人在这么寒冷的地带都不舒服做病，何况受精卵和精子，在这样的环境中很难受精，即使受精后也很难生存，宝宝没有好的环境，是很难生存的。

就像我们的房间，垃圾丛生，房间内有蟑螂、老鼠、垃圾等各种污物，这么多的病毒在房间内，成人能够生存吗？即使生存也没有很好的生活质量，也会得传染病的。对于刚刚受精的受精卵更是一个严重的考验。所以当你的身体不适合宝宝生存的时候，不要盲目怀孕。身体如果是这种状态，即使怀孕了，胎停的可能随时都会发生，这样就是对宝宝的不负责任。

艾灸的渗透力具有5厘米的穿透力，如果您有宫寒，艾灸会帮助您消除。艾灸的消炎作用也是非常明显的，如果有盆腔炎、宫颈糜烂、关节炎、积液、囊肿，艾灸也会帮助消炎，并且有非常好的效果。同时艾灸的活血化淤、疏通经络的能力也是任何中西药不可替代的。

一根艾条 一路感谢

Yigen Aitiao 艾条 *Yilu Ganxie* 感谢

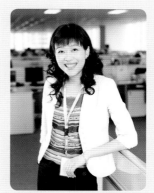

39健康网总裁 顾晶

我跟单老师的缘分，要追溯到2006年。这一年的5月31号，她在39健康网博客上发表第一篇文章《我的从医感受》。

喜欢单老师从她的博客公告开始，"我是个退休的医生，我把我临床从医40多年的经验写在这里，与你分享。如果我的文章对你有帮助，那就是我写博客的初衷。"

她的博文围绕艾灸治疗方法，或发表经验心得，或回复博友留言，简单实用，语言朴实：

"为了帮助更多鼻炎病友，我制作了三段关于艾灸治疗疾病的视频，如果你患有鼻炎或者免疫力低下，你可以试试艾灸。这个方法可以自己在家治疗……"

"孩子，阿姨真的要恭喜你，36岁了，通过艾灸终于使自己怀孕，这真是天大的喜事。就你目前的阶段，阿姨还是不赞成你……"

"你目前的状态应该说很好，通过艾灸，很多垃圾和毒素已经开始排出体外。这个疾病很顽固，如果采取手术疗法的话，容易复发。记得三年前……"

单老师是我们编辑见过的最孜孜不倦的博主。她每天7点起床回复粉丝提问与留言，她几乎每天发表一篇文章。她连续多年被评为"热心博主""健康使者"和"博客人气王"，她的粉丝遍布中国大地的每一个城市，她的声名远播至澳大利亚、英国等海外华人。

现代临床医学之父威廉·奥斯勒医师曾经说过，"行医，是一种以科学为基础的艺术。它是一种专业，而非一种交易；它是一种使命，而非一种行业。从本质上讲，医学是一种使命。一种社会使命，一种人性和情感的表达。"我想，单老师就是践行这样的社会使命的医者，她用她2017篇博文，抒发着这样一种人性和情感的表达。

39健康网试图建设帮助人们分享诊疗经历与心得的网络平台，可以实现医师与患者之间更加坦诚、细致而有效的信息展示、交流与传播，从而对我们这个时代的健康问题提供更好的解决方案。8年来，我们跟单老师一起耕耘了http://blog.39.net/shanguimin，我们一起收获了11 000万次点击的成就感。最重要的是，39健康网的很多用户通过艾灸疗法治愈了不孕症，孕育出了"艾灸宝宝"，很多用户用艾灸为家人与朋友治愈了疑难杂症，而他们也因为对单老师的深深感激而加入到分享与传播的行动中来。和单老师这样的专家博主们一起，让天下人更健康，是39健康网最大的幸福感。

衷心祝愿本书的读者好运好孕！

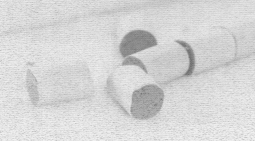

目录

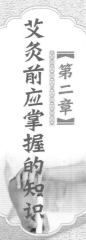

【第三章】

灸除病灶再受孕

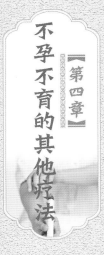

【第四章】 不孕不育的其他疗法

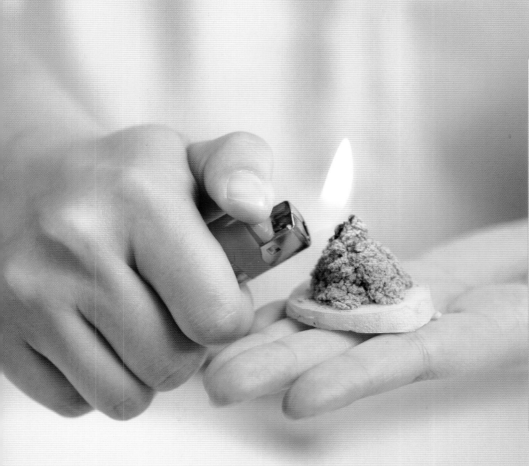

【艾灸可以助孕】

第一章

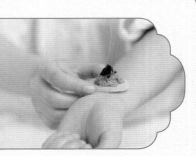

【为什么会不孕不育】

关于不孕不育症

很长时间就想写关于不孕症的话题，因为现在患不孕症的人逐年增多，据不完全统计，目前我国不孕不育的比例已达到了全国总人口的7%～10%。在我的博客里，也有越来越多的年轻人正在关注这个话题。

不孕症是指有正常性生活、未采取避孕措施1～2年尚未受孕或未能生育者。其中，未避孕而从未怀孕者称原发性不孕症，曾有过生育或流产史又连续1～2年不孕者，称继发性不孕症。造成不孕的原因，有男女双方的因素，男方因素占30%，女方因素占60%，不明因素占10%。

造成不孕不育的因素		
男方因素	性功能障碍，精液异常等	30%
女方因素	输卵管、子宫、子宫颈、盆腔因素	35%
	排卵障碍、卵巢功能紊乱	35%
不明因素	劳累、心情、寒凉、饮食、作息时间等	10%

不孕的原因

想要搞清为什么会不孕，先要弄清楚怀孕的条件。想要怀孕，一定要符合四个条件。一是有地，所谓的"地"，就是母亲要有良好的阴道环境、子宫环境和通畅的生殖道；二是有水，这里的"水"指的是就是母血；三是有种子，这里的"种子"就是指母亲成熟的卵子与父亲健康的精子成功结合；四是有时机，也就是现代医学中的排卵期。如果没有以上四个条件，或者其中有一个条件缺乏，就有可能导致不孕。

根据我多年的行医经验，我将不孕的原因归为以下几类，主要有宫寒、体虚、器质性疾病导致的不孕。其中血淤的情况比较多见，尤其是人工流产导致的气血淤阻，对身体的伤害是很大的，这也是为什么现代人不孕越来越多的原因之一。

【宫寒】

有些女性体质偏寒，很容易出现四肢冰冷，脸色苍白，喜欢喝热饮，很少出现口渴，冬天怕冷，夏天耐热，子宫寒冷，经期下腹坠胀，白带多等现象。这种偏寒体质的人大多由居住环境寒冷、嗜好寒凉食物、过劳或易怒等因素损伤了身体阳气而造成。这种体质偏寒的女性朋友必然会影响生殖系统功能，导致月经不调等女性疾病。有时甚至会影响精子和卵子的正常结合，使之无法形成受精卵。有时还会影响受精卵在子宫着床后的正常生长发育，致使女性不能正常生育。

【体虚】

1.肾虚导致不孕

中医对不孕虽有多方面认识，但从根本上来说，女性不孕属肾气不足。中医理论记载："女子七岁肾气盛，齿更发长；二七而天癸至，任脉通，太冲穴脉盛，月事以时下，故有子。"可以说，肾不仅和下丘脑——垂体——卵巢轴调节的生殖功能相关，而且和身体其他部分包括脑的发育过程相关，还受思维、情绪、环境等因素影响。因而内外因可通过肾而影响月经的调节。因此，如果肾气不足，就会影响生殖能力。

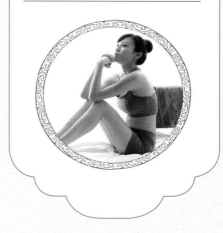

{单阿姨经验谈}

中医有"十病九寒"和"百病生于气"的说法，现在更是这样。整天坐着不运动，吃肥甘厚腻的食物，夏天把空调温度开得很低，白领们冬天穿西服打领带……这统统为寒气进入身体开了快速通道，不利于身体健康。

2.血虚导致不孕

血虚是指血液不足或血的濡养功能减退出现一些变化。血虚不能完全等同于现代医学所讲的贫血。血虚体质之人，临床常易表现为面色苍白无华、口唇淡白、头晕眼花、舌质淡白、脉细无力、女性月经量少、延期，甚至闭经等症状。女性以血为本，天癸至，任脉通，太冲穴脉盛，月事以时下，故能有子，冲为血海穴，冲脉盛，能够荣养照海穴，则经血自调。所以月经延期或闭经，实为血虚之症。所以，如果女性血虚，则势必导致月经不调，影响受孕。

3.肝郁导致不孕

中医认为，人的精神活动除由心所主外，还与肝的疏泄功能有关。肝气郁结会导致情志不舒达，肝血不通畅，使得人体重要的两条经脉——冲脉和任脉失调，因而会影响到生育。

女以血为本，以肝为先天。长期情志不舒、思虑过度就会逐渐引致女性气血运行不畅，气滞血淤，从而肝气郁结，并引发多种妇科疾病，进而导致不孕。

4.血淤导致不孕

为什么血淤就会导致不孕呢？我们知道，种子埋入土壤之后，还需要经过浇水才能发芽，而气血就相当于水。如果血液运行不畅，淤血内停，致使冲任二脉气血受阻，照海穴的气血运行不畅，则会导致不孕。即便成功受孕了，由于胚胎脐带和胎盘的气血凝固，无法输送营养，因此也会导致流产、死胎、早产等。血淤型不孕表现为月经后期，量少或多，色紫黑，有血块，经行不畅，经前痛剧，舌紫暗或舌边有淤点，脉弦涩。

5.痰湿导致不孕

脾为后天之本，脾主运化水湿，又有统摄血液之功，脾虚健运失司，水湿内停，可酿成湿邪。脾本湿土，又遇湿邪，脾不能受。久之，湿邪可侵蚀照海穴，再者，湿邪也可以从泌尿生殖道侵入，直犯照海穴胞络。以湿毒、痰湿、湿淤引起不孕症最为常见。如其侵入阴道，子宫颈，子宫内膜可以出现黄浊或血性带下，可影响精子进入后的生存和活动能力。若侵犯了输卵管内膜，破坏了管腔内的纤毛组织黏膜，会使输卵管发炎、粘连、狭窄、扭曲、僵直、积液、梗阻或形成盲端，丧失了拾卵及运送卵子的功能，若侵犯盆腔，可使盆腔内环境发生改变，炎性渗出物被包裹形成包块，可压迫或牵拉输卵管造成输卵管蠕动不利等而导致不孕。

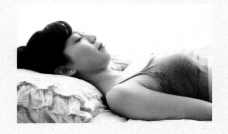

【器质性疾病造成的不孕】

除了全身性的因素之外，阴道、宫颈、子宫、输卵管、卵巢等的疾病也常常会造成女性不孕。比如阴道闭锁、宫颈狭窄、息肉、肿瘤、粘连等，先天性无子宫、幼稚型子宫及无宫腔的实性子宫等发育不良或畸形，子宫后位或严重后屈、子宫内膜炎症、宫腔粘连，输卵管过长或狭窄，输卵管炎症引起管腔闭塞、积水或粘连，卵巢内滤泡发育不全或不能排卵并形成黄体、卵巢早衰、多囊性卵巢、卵巢肿瘤等，以上的原因都可以导致不孕的发生。

在这些原因中，一些炎症、息肉、粘连等问题，是可以使用艾灸缓解、改善的；而某些先天的畸形、器质性改变导致的疾病，就不太适用于艾灸的治疗了。所以在用艾灸调理身体、积极备孕之前，应该去医院请妇产科医生诊断导致不孕的原因。

不育的原因

如果把母亲比作孕育生命的土地，那么父亲就像是耕耘播种的农夫。来自父亲的精子和来自母亲的卵子结合，并在子宫的"土壤"中扎根、生长，才能孕育出新的生命。如果因为男性性功能或精子的各种原因而不能正常与卵子结合，就会发生男性不育症。无论是男性性器官解剖或生理方面的缺陷，还是下丘脑—垂体—性腺轴调节障碍，都可以导致男性不育。导致男性不育症的具体原因请见下表：

不育的原因	病因
生殖器官异常	先天异常、输精管梗阻、精索静脉曲张、雄激素靶器官病变
内分泌异常	促性腺激素合成或分泌功能障碍、垂体瘤、肾上腺皮质增生症
性功能障碍	性欲减退、勃起功能障碍、早泄、不射精和逆行射精等
免疫因素	男性产生的抗精子自身免疫、由女性产生的抗精子同种免疫
感染因素	腮腺炎病毒、梅毒螺旋体、淋病、结核、丝虫病、支原体、衣原体感染
理化因素与环境污染	热、放射线、有毒物质、环境毒素
药物手术史	鸦片类药物，抗癌药物，化疗及抗高血压药物等；既往盆腔手术史、膀胱、前列腺手术；疝修补术或睾丸固定术
不明原因的不育	疲劳、精神因素、饮食、作息不规律等

中医学将男性不育归属于"无子"、"男子艰嗣"等范畴，对这一疾病的认识已经有上千年历史。在中医典籍《黄帝内经》中，就提出了"以肾为轴心，以先天之精为中心"的生殖学说。从中医辨证角度出发，男性不育常分为以下类型：

【肾阳不足型】

【证见】婚久不育，精清精冷，性欲淡漠，阳痿早泄，精子稀少或死精子过多，射精无力；腰膝酸软，精神萎靡，面色苍白，小便清长，夜尿量多，畏寒喜温。舌质淡胖，苔白，脉沉细弱。

【治法】补肾壮阳，生精种子。

【肾阴虚型】

【证见】婚久不育，性欲强烈，性交过频，精液不液化或死精子过多，或精子过少，畸形精子过多；五心潮热，盗汗口干，腰膝酸软，头晕耳鸣。舌质红，苔少，脉细数。

【治法】滋阴补肾，生精种子。

【肝经湿热型】

【证见】婚久不育，胁肋胀痛，睾丸肿痛、灼热或红肿，射精疼痛或血精，死精过多；面红耳赤，小便短赤，大便秘结，口苦咽干等。

【治法】疏肝利胆，清热利湿。

【肝郁血淤型】

【证见】婚久不育，胸闷不舒，善太息，胸胁胀痛，睾丸坠胀而痛，烦躁易怒，精索静脉曲张，睾丸或附睾有结节，阳痿或不射精。舌质暗，脉沉弦。

【治法】疏肝理气，活血通络。

【脾肾阳虚型】

【证见】婚久不育，性欲淡漠或阳痿，早泄，精清，精稀，精少；纳谷不香，腹胀便溏，五更腹泻，精神疲乏，气短懒言，腰膝酸软，头晕耳鸣，夜尿量多，畏寒肢冷。舌质淡，苔白润，脉细弱。

【治法】温补脾肾，生精种子。

【气血两虚型】

【证见】婚久无子，形体衰弱，面色萎黄，少气懒言，精液量少，心悸失眠，头晕目眩，纳呆便溏。舌质淡红，苔薄白，脉沉细无力。

【治法】补气养血，益肾育鳞。

【痰湿内蕴型】

【证见】形体肥胖，肢体困倦，精液稀薄，精子量少，性欲淡漠或不射精；面色苍白，神疲气短，头晕心悸。舌质淡红，苔白腻，脉沉细。

【治法】燥湿化痰。

【补虚升阳，用艾灸赶走不孕不育的病根】

【寒邪、气滞、元阳虚，是不孕不育的三大病根

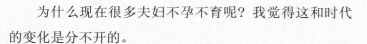

为什么现在很多夫妇不孕不育呢？我觉得这和时代的变化是分不开的。

我年轻的时候，女性生育的年纪都不大。小两口20出头结婚，然后生孩子，很少有30岁之后才当父母的情况。但是现在呢？为了忙工作、忙事业，很多年轻人把终身大事都耽误了，变成了"剩男"、"剩女"。到现在的医院产科去看看，30多岁生孩子的女性很多很多。《黄帝内经·素问》中讲，女子"三七肾气平均，故真牙生而长极；四七筋骨坚，发长极，身体盛壮；五七阳明脉衰，面始焦，发始堕"。这是说女子21岁的时候肾气充盈，生长发育期结束，身体为孕育做好了准备；28岁时，身体最强壮，是适合生育的年龄；而到了35岁，身体已经开始慢慢衰老。可见，二十几岁是女子风华正茂的时候，也是最适合生育的时候。耽误了这段时间，身体开始走下坡路，想要当妈妈就不那么容易了。

男性也是一样。《黄帝内经·素问》中讲，男子"三八肾气平均，筋骨劲强，故真牙生而长极；四八筋骨隆盛，肌肉满壮；五八肾气衰，发堕齿槁"。男性和女性的生命过程是一样的，只不过女性是以7年为单位，

{单阿姨经验谈}

现代人都说压力大，有了压力就有了郁气、怨气、怒气……这些气可不是好东西，它们会抱成团堵在经络里。不管是寒，还是气，都会阻塞经络，使气血循环不畅。脾胃经堵了，消化就不正常；心经堵了，就会失眠、头痛、烦闷；肾经堵了，人就没精神、倦怠、易疲劳。总之，人体没了气血，就像植物没了水和阳光，不孕不育也就在所难免了。

而男性是以8年为单位。男子24岁发育完全，32岁最强壮，而40岁肾气开始衰竭，慢慢开始衰老。想要当爸爸，就要赶在40岁之前。有人可能会问，为什么现在很多年纪不大的夫妇也会不孕不育呢？这就要从我们的生活环境里找原因了。

据我的经验，寒邪、气滞、元阳虚，是现代人的三大病根，很多疾病的发生都和这有关，不孕不育也不例外。《黄帝内经》里认为健康的人应该是"天人合一"的，人可以随时得到天地之气的滋养。可是现在呢？别说"天人合一"，就算是接触自然的机会都少之又少。看看现代人的生活：出门有代步工具，上班有办公室，休闲有剧院、酒吧，锻炼有健身俱乐部，吃喝有人工种植或饲养的食物……而且很多年轻人从冰箱里面拿出食物或饮料直接饮用，这样就导致寒邪直接侵入脏腑。可以说，现代人和自然界基本隔绝了。脱离了自然，得不到天地之气的补充，人的元阳入不敷出，于是就越来越虚。恶性循环，受孕难、不孕的人越来越多。

艾暖宫、灸养血，可扶阳固本

怎么办呢？这里我要老单太太卖瓜——自卖自夸一下了。最好的办法就是用艾灸。艾灸是自古相传的中医疗法，是我们先辈传下来的瑰宝。艾草性温，能温中、逐冷、除湿，所以艾灸具备了驱、补、通、调的四大特点，是提高身体素质、增强体质最好的选择。艾灸的渗透力具有5厘米的穿透力，如果您有宫寒，艾灸会帮助你消除。艾灸的消炎作用是任何中西药不能比拟的，如果有盆腔炎、宫颈糜烂、关节炎、积液、囊肿，艾灸都会帮助消炎，并且有非常好的效果。很多博友们在我的博客上发表了用艾灸治好不孕不育的帖子、留言，他们是艾灸神奇效果最好的见证者。

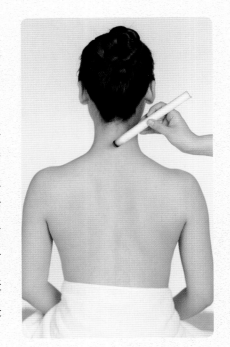

【怀孕之前，先给宝宝建一座温暖的"房子"】

▌艾灸来暖宫是最好的选择

有些女性体质偏寒，很容易出现四肢冰冷，脸色苍白，喜欢喝热饮，很少出现口渴，冬天怕冷，夏天耐热，子宫寒冷，经期下腹坠胀，白带多等现象。这种偏寒体质的人大多由居住环境寒冷、嗜好寒凉食物、过劳或易怒等因素损伤了身体阳气而造成。这种体质偏寒的女性朋友必然会影响生殖系统功能，导致月经不调等女性疾病。有时甚至会影响精子和卵子的正常结合，使之无法形成受精卵。有时还会影响受精卵在子宫着床后的正常生长发育，致使女性不能正常生育。

很多宫寒的女性怀孕的概率是很低的，怀孕后也很容易流产。举个最简单的例子，如果我们在温暖的室内会感觉很舒服，如果室内很寒冷，我们就会缩手缩脚，有一种待不下去的感觉。女性的子宫是孕育胎儿的地方，是胎儿从受精卵发育成个体的生长环境。温暖的子宫是适合宝宝生长的环境，如果子宫内冷冷的，宝宝也不愿意在里面多待。因此，女性朋友们在怀孕之前一定要为自己的宝宝创造一个温暖的环境，那么用艾灸来暖宫就是最好的选择。

{单阿姨经验谈}

寒症应该首选艾灸，因为寒则凝，很多疾病是由于寒而导致积液囊肿。用艾灸祛寒消炎，活血化淤，是任何中西药不可替代的。

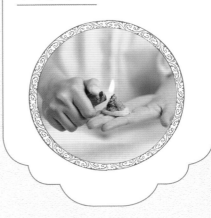

艾灸穴位和艾灸方法

有一位宫寒的女性朋友就是通过3个多月的艾灸治愈不孕症才怀孕的，在这里我给大家讲述一下她的经历。这位女性朋友一直受痛经的困扰，并且在医院妇科检查出有宫寒、卵泡发育不好等问题。医生说她这样的身体不容易怀孕。这位女性朋友在网上了解到艾灸可以治疗宫寒的问题，为了治好自己的痛经，她开始每天坚持用艾灸为自己调整身体，经期也不停止艾灸。刚开始艾灸的时候，腰部起了很多泡，但她一直没有停止过。经过3个月的艾灸治疗，她的痛经问题不那么明显了，更值得高兴的是她已经怀孕了。我真替这位女性朋友感到高兴。

这位朋友选择用艾灸方法调整她宫寒的问题是十分恰当的，值得很多人借鉴。我给大家具体介绍一下艾灸穴位和艾灸方法，供大家参考。治疗宫寒可以选择艾灸足三里穴、三阴交穴、内关穴、涌泉穴、大椎穴这些穴位，再配合艾灸中脘穴、神阙穴、关元穴、子宫穴、归来穴、八髎穴，腹部、腰部、脚底。这些穴位和部位适用于男女各种生殖系统、泌尿系统的疾病。天气温暖时可以使用艾灸盒来进行艾灸，肢体部位用单眼艾灸盒艾灸，腰腹部使用四眼艾灸盒即可。肢体艾灸15～20分钟，腰腹部艾灸40分钟左右，以身体逐渐适应为度。天气寒冷，可以在腰腹部使用四罐或六罐艾灸罐，肢体使用单罐艾灸罐，用六罐的艾灸罐灸整个背部。艾灸时间，腰腹部艾灸40～60分钟，肢体20～30分钟，以逐渐适应为度。在使用艾灸罐时，如果太热最好用毛巾包起来艾灸，免得烫出泡来，影响后面的继续艾灸。

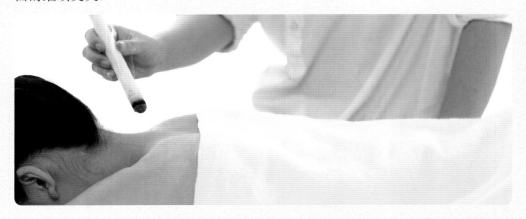

治疗宫寒可以选择艾灸足三里穴、三阴交穴、内关穴、涌泉穴、大椎穴这些穴位，再配合艾灸中脘穴、神阙穴、关元穴、子宫穴、归来穴、八髎穴，腹部、腰部、脚底。

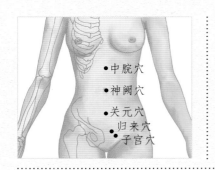

中脘穴
神阙穴
关元穴
归来穴
子宫穴

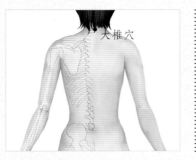

大椎穴

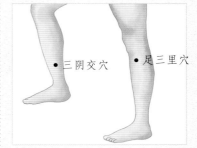

三阴交穴　足三里穴

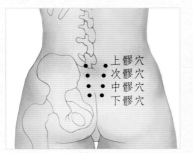

上髎穴
次髎穴
中髎穴
下髎穴

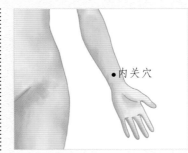

内关穴

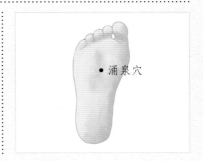

涌泉穴

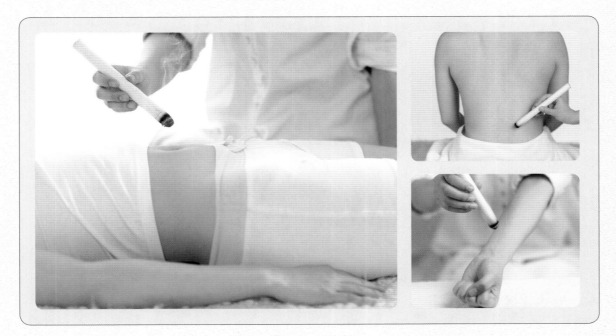

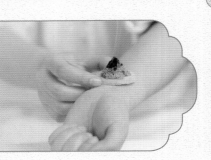

【备孕先养身，年龄大也能做妈妈】

【孕育生命，女性从养"精"开始

现在的生活条件好了，多数人开始注意保养自己的身体，很多四五十岁的中年人看起来还很年轻，精力很旺盛。有一位四十多岁的女性患者，由于年轻时做过两次流产再没能怀孕。几十年来她一直盼望能有自己的孩子。一个偶然的机会，她在电视上看到了我的节目，于是开始了她的艾灸之旅。在艾灸期间，身体由不适应艾灸到适应艾灸，经历了身体起红疹、皮肤奇痒、长水疱等不适症状。但她始终坚信我经常说的一句话："只要坚持艾灸，一定会出现奇迹。"在她不断的坚持下，终于在去年春节的时候，圆了她做妈妈的梦。她非常高兴，于是给我留言说："通过艾灸让我在这个年纪怀了孕，真的要感谢单阿姨！很多人不会相信像我这个年纪的人能怀孕。但在艾灸的作用下我真的怀孕了，我终于怀孕了！我真的太兴奋了！"

按理说女性在40岁这个年纪，怀孕的希望已经很渺茫了，但是艾灸创造了奇迹。我很高兴这位朋友用艾灸的方法使自己怀孕了，也非常感谢这位患者能在网上与我们分享这样一个好消息。这时很多朋友会问，要想怀

{单阿姨经验谈}

针对大龄女性不孕，用艾灸灸神阙穴、命门穴、足三里穴、三阴交穴、关元穴、涌泉穴、八髎穴，最有效果。也可以适当加灸后背、腰、腹等部位。根据季节、室内温度，可以选择艾灸盒或艾灸罐。

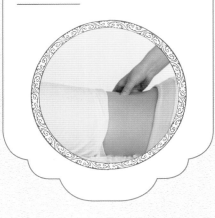

孕，应该如何艾灸呢？艾灸什么穴位合理呢？如果想通过艾灸治疗不孕症的朋友，可以选择神阙穴、命门穴、足三里穴、三阴交穴、关元穴、涌泉穴、八髎穴等穴位进行艾灸，也可以适当加灸后背、腰、腹等部位。肢体上的穴位可以选用温和灸的方式，腹部、后背、腰部的穴位可以选择适当的艾灸盒或艾灸罐施灸。我不建议每天艾灸，还是要以自己适应为度，循序渐进地艾灸，切记不要灸得太过。

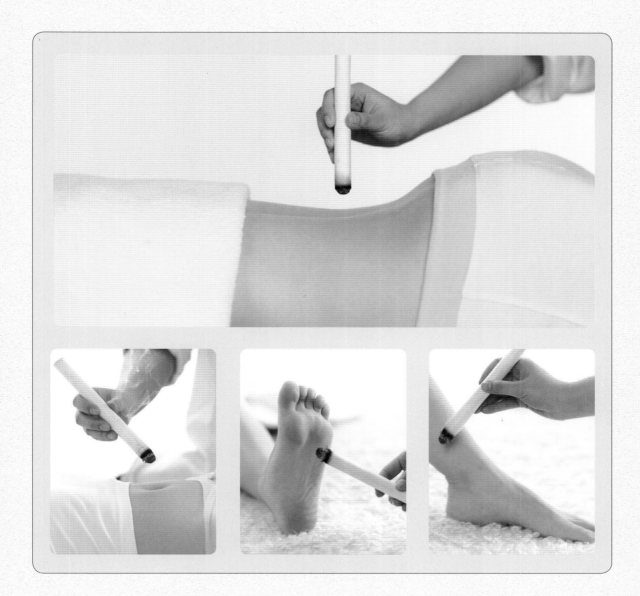

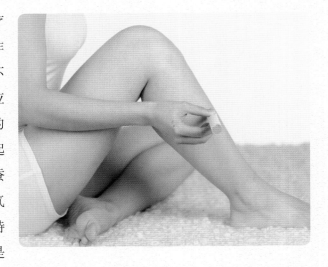

在艾灸的时候，往往排病反应越大，疗效越好。很多人看到自己身体的排病反应非常强烈的时候，感觉非常害怕，认为自己不适合艾灸，然后放弃了艾灸。其实排病反应越大，越应该坚持艾灸。在这位大龄女性的留言中，提到"在艾灸期间小腹和后腰处起了很多红疹子，奇痒无比，红疹子上又长蚕豆大的水疱"，这些都是排病过程加速了气血的运行，说明正气和病邪正处在一种对峙的局面，也是正常排病反应。治疗疾病就是正气与病邪交锋的过程，如果这时放弃了，病邪就会继续兴风作浪。排病反应除了上述症状外，还会有失眠、盗汗、腹泻、便秘、尿频、发热、胃肠不适等现象，如果遇到这样的情况，我建议大家可以适当地缩短艾灸的时间，多喝水，增加排泄。但是尽量不要放弃艾灸。

《黄帝内经》中讲：42岁时，三阳经脉气血衰弱，面部憔悴无华，头发开始变白。49岁时，任脉气血虚弱，太冲穴脉的气血也衰少了，天癸枯竭，月经断绝，所以形体衰老，失去了生育能力。但是只要将身体调整到"任脉通畅，太冲穴脉旺盛，月经按时来潮"的时候，也就是说要及时补充气血，直到气血充盛的时候，同样可以有生育子女的能力。中医认为，气可以推动血液运行，血可以运载气，气血相互滋生，"气虚则血少，血少则气虚"，一般中医临床上补气和补血是同时进行的。

我再给大家提供一个补气血的食疗方：当归炖猪蹄。在制作这道食物的时候用2只猪蹄，50克当归，适量的葱、姜、料酒、花椒、盐等调料。具体的制作方法是先将猪蹄洗净切成大块，在开水中煮2分钟，去其腥味后捞出。然后在锅内加水烧开放入猪蹄，加入当归及适量调料，用旺火烧开，之后用微火煮至猪蹄熟烂。这个食疗方不仅可以补气血，对于分娩后催乳也有一定的功效。

这位大龄女性的亲身体验给那些想要宝宝的女性朋友们鼓励和希望，我也特别期望这位大龄孕妇能够生一个健康的宝宝，期待她能安全度过孕期，顺利分娩。我们大家都来为她祈祷、为她祝福吧！

单桂敏

单桂敏灸除不孕不育

女子七岁肾气盛，齿更发长，二七而天癸至，任脉通，太冲脉盛，月事以时下，故有子

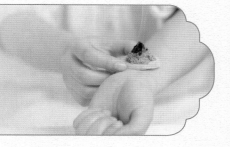

【种子，必先调经】

月经量或多或少都不利于怀孕

月经就是脱落的子宫内膜损伤面引起的出血，正常的月经量，在30～100毫升之间，平均70毫升左右。月经量其实可以从侧面看出一个人子宫内膜的厚度。子宫内膜的厚度是受精卵着床的必要条件，女性受孕一般要求子宫内膜厚度至少达到8毫米以上。因为胚胎要附着在子宫内膜上，子宫内膜含有丰富的血管，可以为着床后的胚胎提供营养，直到胎盘建立。如果内膜太薄小于6厘米，是很难怀孕的。因为胚胎很难附着，而且子宫内膜也很难供给胚胎营养到胎盘建立。如果内膜太厚，超过19厘米，往往是高雌激素或者炎症的刺激引发的子宫内膜增生过度，或者子宫肌腺症，而这些无疑是不利于怀孕的。（艾灸治疗月经过多、月经过少的方法，详见本书123～130页）

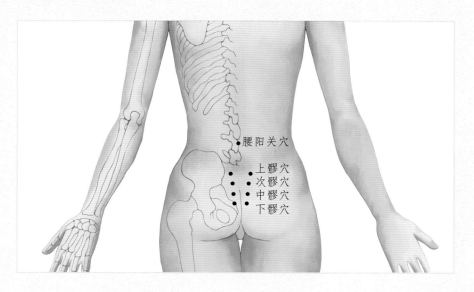

腰阳关穴
上髎穴
次髎穴
中髎穴
下髎穴

←腰阳关主治月经不调、赤白带下等妇科病症。腰部怕冷的女性常指压这个穴位，治疗效果非常明显。

【月经量或多或少都不利于怀孕

【月经周期不规律会影响受孕】

女性正常情况下月经是呈现规律的周期性，女性的月经周期范围平均是28天，周期在21～35天之间都属于正常的。

如果月经周期不规律那么就一定要引起注意，因为这预示着你的生育能力也在降低。即使是规律的月经，如果月经周期在21～35天范围之外，也是会影响受孕的。女性的月经周期发生变化，变长或者变短，虽然仍比较规律，但仍然要引起注意。这可能提示卵巢的储备功能在下降，容易发生不孕。

【行经时间不正常警惕疾病和不孕】

女性的经期，其实是由于黄体退化造成体内的雌孕激素迅速降低，不足以支持子宫内膜的继续增生，子宫内膜坏死剥脱，从而产生月经。女性正常的经期时间为3～7天，如果女性的月经周期不在这个范围内，就要警惕疾病和不孕了。

【痛经或闭经会导致不孕不育

【痛经会导致不孕不育】

痛经分为原发性和继发性两种。对于原发性痛经一般不影响生育，而且在性生活和生育后痛经就会减轻或者消失。而继发性痛经由于存在生殖器官的异常和病变，因而一般会影响生育，可能会导致不孕不育，而其中又以子宫肌腺症、内异症为甚。

【闭经不排卵不可能受孕】

女性超过18周岁月经尚未来潮或月经来潮后又停止了3个月以上未行经的称为闭经。无论是原发性闭经，还是继发性闭经，肯定是影响怀孕的。

这里简单以月经过多为例，介绍一下艾灸基本方法。（针对痛经、闭经等病症的具体治疗方法详见本书131页）

月经过多是指月经周期基本正常，经量明显增多的女性月经病，也称"经水过多"。月经先期是指经期提前7天以上。在这儿我先从西医的角度来总结下引起月经过多的原因：

序号	表现症状
1	是由于雌激素分泌过多，或较长期刺激子宫内膜使其增生超过正常厚度，因此脱落时出血量增多
2	妇科的器质性病变引起。如子宫肌瘤、子宫息肉等
3	全身疾病。如白血病、再生障碍性贫血、血小板减少、恶性贫血、肝病、高血压等
4	精神因素、劳累、产后、宫内节育器等也可以引起月经量多
5	有些患者子宫内膜的螺旋小动脉丰富，或血管脆性增强，也可引起月经量多

我在此处提到的艾灸治法是对于排除了全身疾病、全身器质性病变及宫内节育器的原因后，单纯的月经过多，此为中医所说的月经病中的一种。因此在往下看治疗方法之前，请先到专业医院排除上述的病因。中医认为月经过多和月经先期的病因一致，都是由于气不摄血、血热动血、淤滞胞脉、痰湿凝结胞宫这四个原因。所以我对于这两个病的治疗方法也是一致的，按照4种方法来治疗。月经色淡红，质清稀，面色无华，容易心慌，气短懒言的属于气不摄血，治疗应该以补气摄血为主。艾灸以关元穴、八髎穴和腰阳关穴为主。

{单阿姨经验谈}

月经是女性生育能力的晴雨表，如果平时注意观察，女性就会透过你的月经的点点滴滴，能及时发现异常，及时治疗，就能有效减少不孕的可能性。

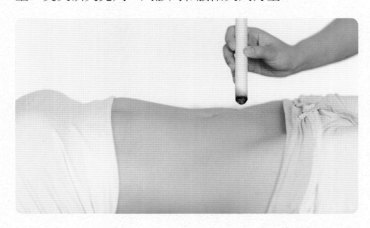

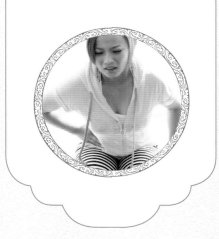

灸法选用直接灸或者隔姜灸，采用米粒大小艾绒点燃，每天每个穴位灸3～5壮，以灸出泡为好。中医也把像河流决堤、崩泻而下的经血过多称为血崩，此属于大量的月经出血，为凶险之征兆，要到当地医院进行紧急救治并在排除生殖器炎症、肿瘤等妇科疾病后方可采用上述艾灸疗法。长期的月经先期和过多也可导致贫血发生。

我对于这个病的艾灸治疗，关元穴是必选的穴位。看过我前面文章的朋友可能会猜到是什么原因。关元穴能增强人体的元阳，进而增加人体的元气，人体的元气足了，气发挥它摄血的作用，那么也就能止住过多的月经了。而另一方面，元气足，抵抗力就足，人体对自身机能的调节能力也提高，疾病痊愈得也相对较快。

治疗月经过多的方法虽多，中药也是一种选择，但应用不当也会有一定的不良反应。我希望大家在应用中药之前一定要到正规的中医院去开药方，而不要根据别人的经验自己弄。中医毕竟是讲究辨证论治的，望、闻、问、切也必须要本人亲到才能施行。如果女性朋友真的担心出现瘢痕而影响美观，在本节最后我推荐一种温和灸法。这种温和灸要比常规的效力大、灸得重些。就是取清艾条点燃后，悬于要施灸穴位上1.5厘米处，每次悬灸15～20分钟，以烤到穴位周围皮色转红且有烫感忍受不住为止。出血不止的也可以每日艾灸双侧隐白穴3～4次，艾灸此穴止血效果明显。待出血停止后可再继续灸1～2天，以巩固疗效。

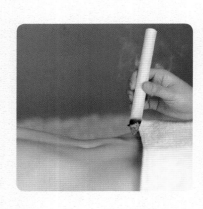
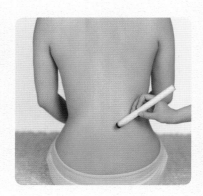
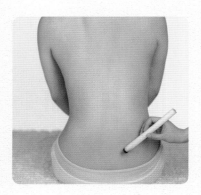

艾灸和刮痧可以助孕

很长时间就想写关于不孕症的话题，因为现在患不孕症的很多。不孕症是指有正常性生活、未采取避孕措施1～2年尚未受孕或未能生育者，其发病率呈明显上升趋势，在我的博客里也有很多年轻人在问这个话题。我曾经指导几个不孕症的女患者用刮痧和艾灸的方法使自己受孕，这也是一个很好的自我治疗方法。

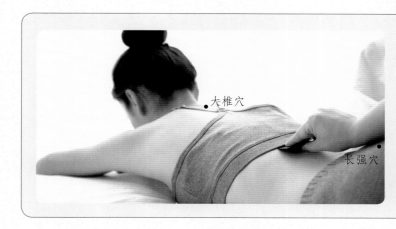

大椎穴

长强穴

← 刮板与刮的方向一般保持在45°，每个部位刮3～5分钟。

刮痧取穴：以督脉为主，最好从大椎穴开始，顺着督脉下行直到长强结束，然后再从足太阳膀胱经的大杼开始往外刮，呈八字形，直刮到白环俞。如果从命门穴刮起也可以，从命门穴到长强，然后刮足太阳膀胱经，从肾俞穴到白环俞。每次刮30分钟，每5天刮1次。刮痧的作用，主要是活血化淤，理气调经，内病外治，引邪外出，消炎通络。因为不孕症往往是许多妇科病造成的一种后遗症，用这种方法，可以很快扶正，使经络畅通，达到治疗疾病的目的。

对于刮痧的判断：因为我在临床工作很久，对于刮痧我有我自己的见解。很多医生以为，如果刮痧，痧出得很多、很紫，表示疾病很重。我的见解是，如果痧出得很重、很紫应该是好现象，证明你的疾病在表而不在里，在络而不在经。

如果刮痧很快出痧，我认为是病在体表，用刮痧的形式就会很快把那条经络打通而扶正，而往往在临床也会遇到很多病人不容易起痧的现象，这样的情况，我感觉属于病在里，已经久病，想一次、两次引出病邪很难。所以我在临床治疗多是如果起痧特别好的病人，我就建议她3～5天刮一次痧，如果起痧不是很明显的病人，那么就要每天刮痧一次，直到看到了逐渐起痧，这样疾病才会由里及表，把病邪慢慢引到体表，给病邪以出处。下面说艾灸。艾灸取关元穴、子宫穴、中极穴、八髎穴、三阴交穴。上述穴位，腹部艾灸30～40分钟，或1个小时，八髎穴艾灸30～40分钟，或1个小时，都可以用盒或清艾条做移动艾灸。凡是刚开始接触艾灸的人，都会有一个耐热的过程，很多人反映艾灸太烫，随着时间的推移和你艾灸时间的延长，你就会感到，艾灸也不是很烫了。我的病人坚持治疗的都要四个眼的艾灸盒（内部同时放4根艾条）甚至更多眼的艾灸盒来治疗。我就是用这种方法指导治愈几个病人已经受孕，我前几天就在群里教会了一个不孕的网友治疗的方法。今天我把这个方法写在这里，就是因为近期好几个病人询问自己卵泡发育不好的问题，你们可以自己尝试治疗一下，这样方法简单。我想只要你操作，你就会有不同的疗效，这些方法也适用于如月经病、带下病等，尤其是妇科炎症以及月经病中的痛经、闭经、崩漏和月经不调。对于长期不孕的，心理压力也不要过大，不要太着急，这样往往更不容易怀孕。不孕症会有来自各方面的压力，又影响着内分泌的调节，必须正确处理。尤其夫妻间感情的调节以及科学方法的掌握，尤为重要。希望你看到，就不要观望，自己也来参与治疗吧，我想听到更多的好消息，我想吃到更多的红鸡蛋。

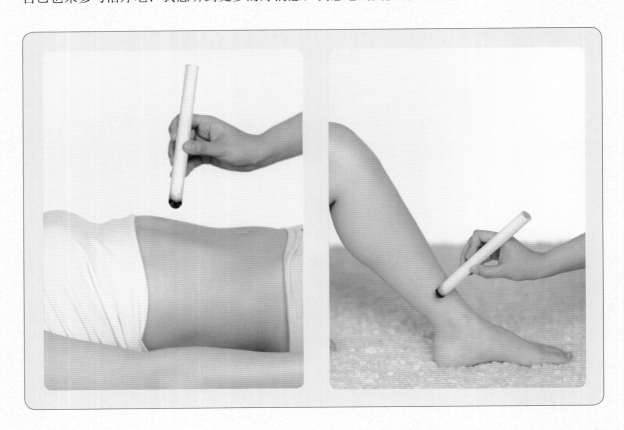

坚持灸这几个穴位，下一个怀孕的就是你

昨天一位网友问我，阿姨你知道有多少人是用艾灸治好不孕症的吗？您统计过吗？说实在话，我真的没有统计过，只是知道有很多人曾经和我说过灸后治好不孕症的，有的网友勤快就会形成文字来告诉我，而有的网友，不愿意叫他人知道，就选择私下和我说。主要是给不孕的网友们信心，叫你们不要放弃任何希望。坚持和鼓励加上自己的信心在治疗中都是很重要的。缺少哪个环节都不行，往往是你们坚持不够、信心不足，也会产生焦虑情绪，是不利于怀孕的。

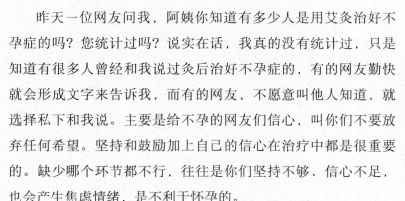

怀孕首先要给宝宝创造一个温暖的环境，那么就用艾灸。宫寒的女性怀孕的概率就低，而且易于流产。这就好像我们遇到了寒冬。宫寒主要表现为：肾阳虚，经期下腹坠胀、腹部寒冷、用热水袋敷后缓和，白带多，痛经，月经失调，经血暗红甚至呈黑，脉沉紧，舌苔薄白，冬天手脚冰凉，严重的会导致不孕。

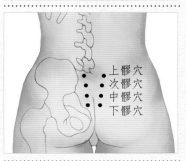

如果室内暖暖的，我们就很舒展，如果室内很寒冷，我们就会缩手缩脚，在哪里都会待不下去。子宫是产生月经和孕育胎儿的地方，也是精子通过到达输卵管和卵子结合的必经通道。子宫疾病引发宫寒必然影响女子生殖系统的正常内分泌，进而影响正常的月经，引发月经不调，同样影响精子和卵子的正常结合，使之无法形成受精卵。更影响受精卵在子宫着床后的正常生长，发育。从而影响正常的受孕生育。

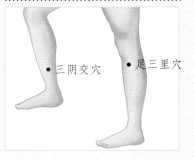

我们的子宫是宝宝的生长环境，这里暖暖的，适合宝宝生长，如果这里冷冷的，也不适合宝宝生长，所以用艾灸来暖宫实在是上上之策，先把我们给宝宝准备的房间用艾灸烘热，给他创造一个良好的生长环境，那么着床后就有利于宝宝成长了。

其实治疗生殖系统的穴位也就是这么几个，只要你每天坚持灸这几个穴位：中脘穴、神阙穴、关元穴、子宫穴、归来穴、八髎穴、足三里穴、三阴交穴，那么下一个怀孕的就是你。

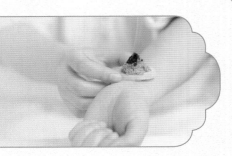

【艾灸可提高精子的活动能力】

▌精子的活动能力是能否成功授孕的关键

记得有一年的春季，《辽宁新闻》播出这样一期节目，同样的一块土地，分给了两户农民。一户的庄稼长得枝繁叶茂、果实累累，而另一户的庄稼虽然也是枝繁叶茂，但是却没有结出果实，原因是没结出果实的这户人家买到了假冒伪劣的种子。即使土地再肥沃，也没有好的收成。引用这个故事，是想告诉大家，怀孕生子不单单是女方的问题，只有男女双方身体都健康，才会生出健康的宝宝。男性精子就像是种在田地里的种子，精子的活动能力旺盛与否，也是能否成功怀孕的关键。

我曾收到一条充满感激的留言，留言中说："单阿姨，谢谢您！我用您教的艾灸方法解决了我老公精子活动能力低下的问题。以前我老公的精子活动能力情况属于中度，比正常标准低了一些。去医院检查后，医生给他开了一大堆补肾壮阳的药。'是药三分毒'，所以除了叶酸和维生素以外，其他的药我都没让他吃。我在网上看见您教的艾灸方法。每天傍晚让他用艾条灸神阙穴、关元穴、气海穴、涌泉穴、太溪穴，晚上用热水泡脚。我们的艾灸进行了半个月，再去检查，精子的活力已经完全达到标准，医生说我们已经可以备孕了。

{单阿姨经验谈}

用艾灸盒艾灸腰腹部穴位40分钟左右，逐渐适应为度，肢体部位艾灸15～20分钟。艾灸罐需要用毛巾包起来使用，所以时间稍微延长一点，腰腹部穴位艾灸40～60分钟，肢体艾灸20～30分钟。晚上艾灸前用热水泡脚。

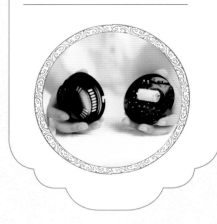

我们在没有吃大量的药物的情况下，单靠艾灸调理身体，这简直就是奇迹！真的很感谢您的艾灸！"从她的留言中我可以感受到她的那份喜悦之情，同时也为他们感到高兴。

《黄帝内经·灵枢》中说："针所不为，灸之所宜。"其实这句话也说明了任何一种治疗方法都会有自身的特点，如果用一种方法没有治疗效果，可以选择其他的方法继续治疗。灸法就有特殊疗效，凡针药的疗效不足以到达彻底治疗疾病的时候，可以加用灸法弥补针药之不足，往往在加以灸法之后可以收到较为满意的效果。曾经有医者说过："用艾灸激活精子成活率需要灸后15~20天验证。"我没有验证过艾灸这样的疗效，但是上面那位网友的老公亲自验证了，他们进行艾灸治疗半个月，再去医院检查，精子的活力的确提高了。这样的反馈大大地增强了我们对艾灸治疗这类病症的信心。

我再为大家总结一下艾灸的方法。提高男性精子成活率，我们可以采用这位朋友使用的艾灸方法。艾灸选取穴位为神阙穴、关元穴、气海穴、涌泉穴、太溪穴。神阙穴位于肚脐中央。关元穴在脐中直下四横指处。气海穴位于人体的下腹部，直线连接肚脐与耻骨联合上方，将其分为10等份，气海穴在上3/10的位置。涌泉穴是保健大穴，取穴时仰卧或俯卧位，5个足趾屈曲，屈足掌，当足底掌心前面（约足底中线前1/3处）正中之凹陷处。太溪穴在足内踝与跟腱之间的凹陷处。

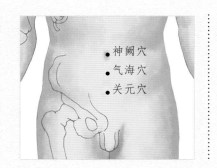
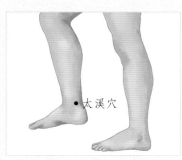
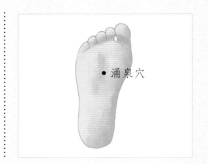

天气温暖的时候，可以使用插艾条的艾灸盒来进行艾灸，腰腹部使用四眼艾灸盒即可，肢体可用单眼艾灸盒艾灸。腰腹部的穴位艾灸40分钟左右，肢体艾灸15~20分钟，以逐渐适应为度。如果天气寒冷，大家尽量不要暴露皮肤施灸，我们可以选择用艾灸罐来艾灸，这样既暖和又方便。可以在腰腹部使用四罐或六罐艾灸罐，肢体使用单罐艾灸罐。我们在使用艾灸罐的时候，因为需要用毛巾包起来使用，所以相对直接对着皮肤艾灸时，时间可以稍微延长一点。腰腹部艾灸40～60分钟，肢体20～30分钟，艾灸时间也是以逐渐适应为度。在艾灸后，我们还可以用热水泡泡脚，缓解一天的疲劳。

刚开始艾灸的时候，经络需要调整，可以选择每天艾灸。如果已经艾灸一段时间以后，感觉身体好些了，也可以隔日艾灸。艾灸的时候有些人会出现排病现象，如小腹疼痛、腰痛等症状，但只要不是长时间的隐痛，就是正常的现象，问题不大。在选择艾灸治疗之前，我建议还是首先到正规的大医院进行诊治，在医生的指导下补充适量的药物，我们不必选择大量的保健类药品，但是可以为自己多补充些维生素、叶酸类药品。在平时的生活中注意合理安排饮食，禁烟禁酒，多吃绿色蔬菜，多吃新鲜的水果，适当参加户外运动，这些对提高男性生理功能都有益处。

最近又看到了这位网友的留言，她说他们已经通过艾灸的方法治愈不孕症成功怀孕了。如果一些没有怀孕的朋友是由于男性精子成活率低，或精索静脉曲张、精子畸形率高等疾病引起的，都可以参考治疗。希望通过这种绿色的方法，帮助更多的人解决问题，我们边艾灸边助孕，也祝网友们好"孕"！

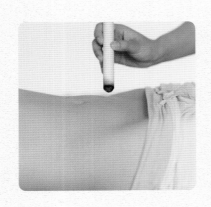
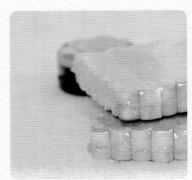
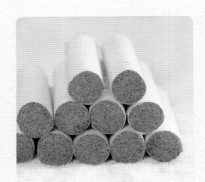

第二章

【艾灸前应掌握的知识】

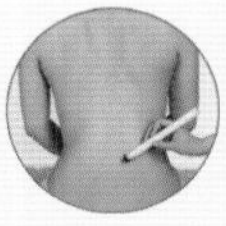
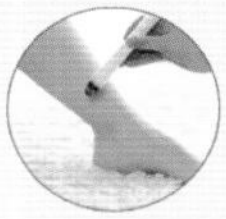
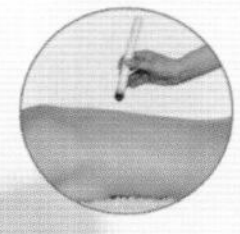
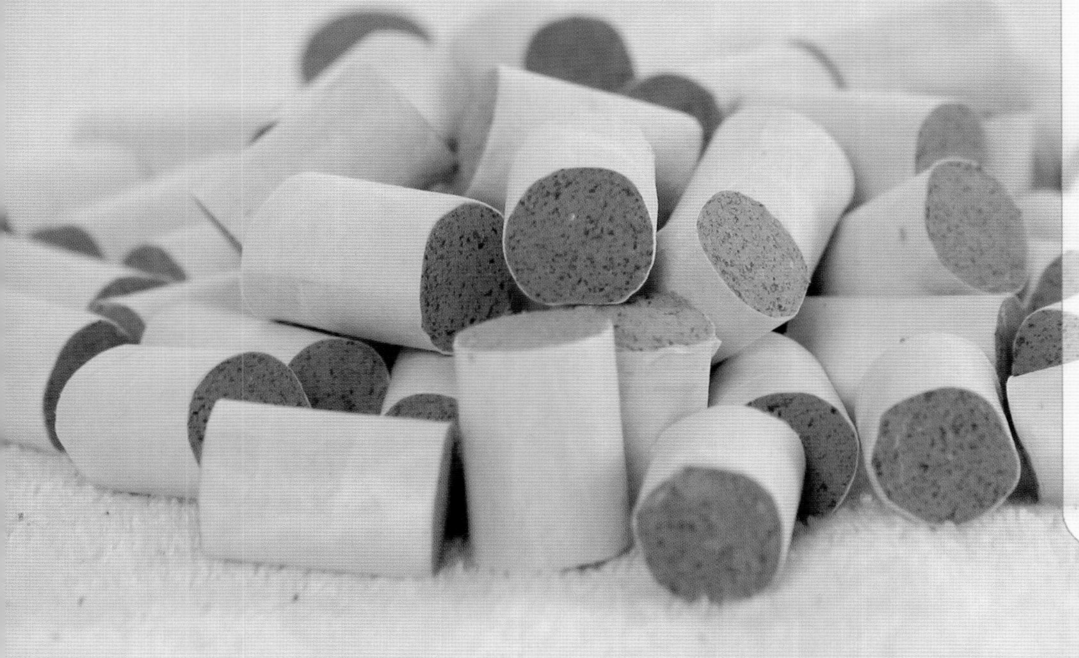

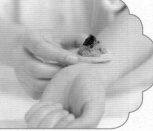

【艾灸的工具和艾灸手法】

如何分辨艾的优劣

艾灸最主要的原料就是艾草。自古就有"七年之病，求三年之艾"的说法，所以艾灸用的艾草越陈越好。选用好的艾草，才能保证艾灸的效力。

【艾绒】

1.绒：绒体柔软细腻为好。如果里面有枝梗或其他杂质，就不好了。另外，可以从艾绒中取出一小撮，用拇指、示指和中指捏一捏，能成形的为好。

2.色：是指艾绒的色。陈艾的绒色应该是土黄或金黄色的。如果有绿色，就是当年艾。

3.味：陈艾的气味芳香，不刺鼻。如果闻起来有青草味，就可能是当年艾。

4.烟：好艾烟淡白、不浓烈，气味香、不刺鼻。如果将点燃的一头朝下，烟雾往上有缭绕的样子。

> ## {单阿姨经验谈}
>
> 艾绒是使用晒干的艾叶碾碎成绒，去除硬茎及叶柄，筛去灰屑即成，是艾灸时常用的材料。其色泽灰白，柔软如绒，易燃而不起火焰，气味芳香，适合艾灸使用。
>
> 根据加工程度的不同，艾绒有粗细之分，粗者多用于温针或制作艾条，细者多用于制作艾炷。质地以陈年者为佳。

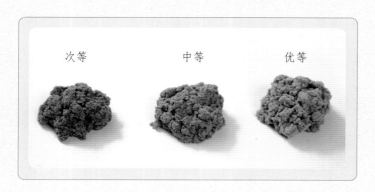

次等　　　中等　　　优等

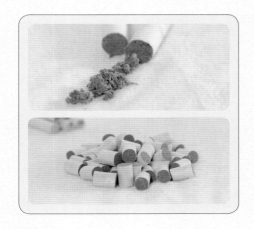

【艾灸条】

1.形：艾灸条整体比较结实为好。如果艾条松软，可能是工艺不过关、艾叶质量不好，或使用了新艾。

2.火：好艾灸条火力柔和不刚烈，弹掉艾灰，看上去是红透的样子。用手掌离2厘米左右试火力，应该感受到热气熏烤，而不是火苗烧灼的感觉。这样的艾条渗透力大、灸感强、疗效好。

艾灸需要的工具

【艾灸盒】

我们都知道，艾灸是个慢功夫，每个部位最少要灸10分钟，有些部位甚至要灸到半个小时以上。这样我们在操作的时候就会出现一些问题。比如隔物灸要不停地制作艾炷、更换艾炷，这样才能保持连续的热度。又比如使用艾条的悬灸，需要一直用手拿着艾条施灸，像背部这样自己够不着的部位就要找其他人帮忙了，这样也很费事，而且用手举着艾条，时间久了容易感觉累。为了把艾灸变简单，我们可以借助一些工具，我用得最多的就是艾灸盒和艾灸罐。这些工具解放了我们的双手，使我们可以一边艾灸，一边上网、工作、做家务，互不影响，省时方便。

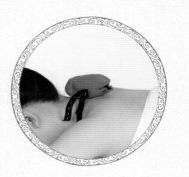

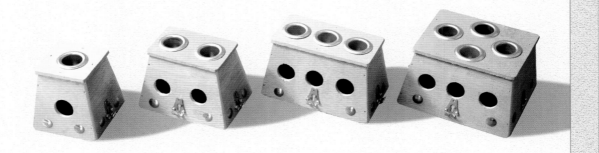

一些初学艾灸的朋友可能还没有掌握使用艾灸盒的方法，我介绍一下我的方法，希望可以帮助有意尝试的朋友少走弯路。

使用单眼（多眼）艾灸盒时，先点燃艾条，把点燃的一端插入艾灸盒内。然后把艾灸盒放在施灸的部位上，根据自我感觉调整艾条插入的深度。如果艾条插入时感觉松，可以在艾条与艾灸盒眼衔接的部位插一根牙签，这样艾条就固定好了。施灸过程中，如果感觉不热了，可以将艾条取出，弹掉艾灰，清理一下艾灸盒里的艾灰，然后继续施灸。还可以用双手拍动艾灸盒，使艾灰从下面的眼掉出去，感觉到不热的时候，记得一定要经常往下送艾条，这样可以使肌肤和穴位持续接收热度，记住艾灸的热度也是非常重要的。施灸结束后，将没烧完的艾条插入塑料针筒，艾条会自动熄灭。下次艾灸时，磕掉残端的艾灰就可以继续使用了。

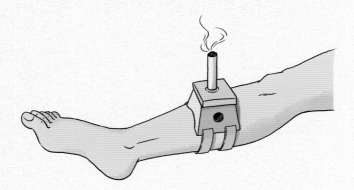

至于双炷艾灸盒的使用就比较简单了：将整根艾条截成1/4长的段（或使用快烧完的艾条头）后点燃，等艾条段燃烧后，装入盒中。把艾灸盒放在施灸部位，盖上盒盖，但是不能盖严，最好是盖上半截，然后上面盖上毛巾，这样艾条段的燃烧就很充分。接下来，就开始享受艾灸带给我们的舒服吧！

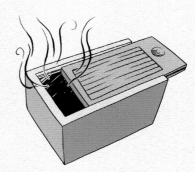

↑使用双柱艾灸盒时，盒盖不能盖严，否则艾灸条在盒内燃烧时缺氧，影响燃烧。

在使用艾灸盒的时候有几个误区：

第一，施灸时艾灸盒下面不要放毛巾，放毛巾还不如直接使用艾灸罐更方便。使用艾灸盒的目的，就是要使艾条燃烧时产生的烟和热直接熏穴位，只有这样效果才会好一些。

第二，艾灸时烟和热本来就很大，如果把艾灸盒上的孔都塞住，再用毛巾盖起来，烟和热散不出去，盒子肯定很容易被烧坏。我们可以这样操作，为了减少艾烟，我是将侧眼用纸壳和胶带粘起来，把不用的上眼堵上，这样可以有效地使热度和艾烟都从下面排出去。这样操作对于皮肤和穴位的刺激力度会更大一些，但是使用前提是，要不停地往下送艾条，这样就不会烧坏艾灸盒。

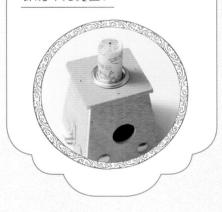

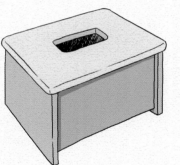

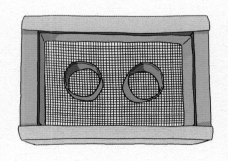

第三，千万不要图省事把剩下的艾条头直接扔到艾灸盒里面，这么做是不对的，肯定会把艾灸盒烧坏。剩余的艾条头可以用在艾灸罐或双炷艾灸盒里面继续使用，不会浪费。有的朋友可能没见过双炷艾灸盒。双炷艾灸盒里面有一层镀锌板，不会烧坏外面的竹盒。使用时可以在里面放两个艾炷，也可以多放几个艾炷，可以根据自己的施灸时间和需要的热度自由选择。我也很喜欢使用双炷艾灸盒，躺在床上或趴在床上就可以自己艾灸，不用清理艾灰。

【艾灸罐】

艾灸罐分为好几种，有单罐、双罐、三罐、四罐、六罐和多罐，您可以根据自己的需要艾灸。用艾灸罐艾灸比较方便，可以边工作，边艾灸，比如艾灸涌泉穴还可以边睡觉，边艾灸。

怎样制作艾灸罐

艾灸罐也是我自己弄出来的小玩意儿，大家也可以自己在家做。材料很常见，就是炖肉用的金属调料盒。将调料盒里面放上点燃的艾条段，外面用自己做的一个套包好，就可以用了。外面的套做起来也很简单，旧口罩、碎布头等废旧材料都可以拿来用。

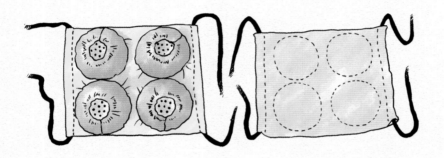

←底部是用毛毡缝制，有很好的隔热效果。

使用方法

艾灸罐怎么用呢？下面我一步一步为大家介绍：

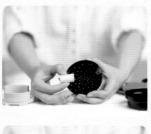

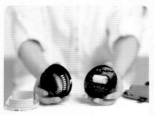

1.在使用艾灸罐的时候，准备工作先做好，这样就不难操作了。先把艾炷撕一个口，便于点燃。把艾炷都用牙签扎上眼，便于穿在钢丝上。点燃艾炷，放在艾灸罐里面，然后用双层纸巾包起来，再放在布袋里面。只要你把艾灸罐包裹得很好，一个艾炷，可以使用1个小时。包上纸巾后，很多烟雾叫纸巾吸收了，纸巾可以经常换。先用双层纸巾包住艾灸罐，然后再放入袋子中，外面再裹上毛巾，就可以使用很长时间的，而且还不会太烫，使用的时间还会很久。

2.可以选择不同数量的艾灸罐来进行艾灸，如果是治疗颈椎病，可以选择两罐的艾灸罐，同时还有三罐、四罐、六罐的，可以用在肩关节、肘关节、膝关节，六罐的还可以用于腰部艾灸。

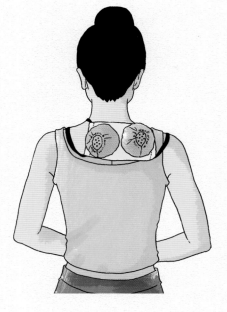

↑两罐艾灸罐

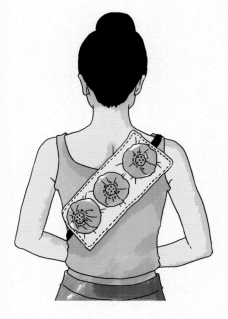

↑三罐艾灸罐

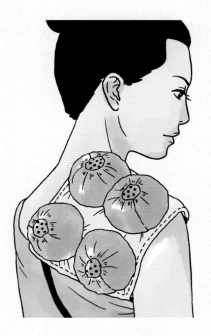

↑四罐艾灸罐

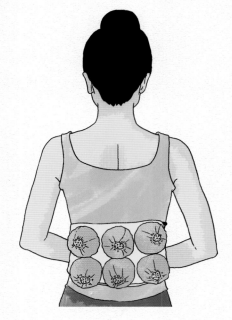

↑六罐艾灸罐

清洗艾灸罐的方法

当艾灸罐使用一段时间之后，里面会出现很多污垢，所以艾灸罐要定期清理，否则会影响热度和效果。有一位网友提供了一种方法：将艾灸罐完全浸入开水中，加洗涤灵和漂白液按照1：1比例，浸泡几分钟，等水温不烫手就可以用钢丝球洗了。注意，浸泡时要用开水。

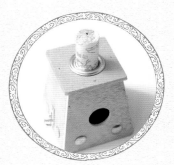

此外，灸罐套再使用的时候会有很多油垢和烟垢的味道，因此也要定期清洗。有的人在使用前，会在艾灸罐外面包上一层纸巾或旧衣服布片，然后再装入布套里。这样艾灸罐套也会干净很多。这都是大家给我提供的好办法，我谢谢大家，也希望大家可以继续开动脑筋，想出更多、更好、更实用的办法。

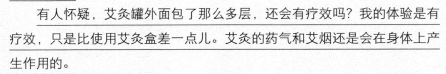

艾灸罐和艾灸盒哪个更好

如果是治疗疾病，艾灸盒和艾条是最佳搭档，因为这是直接在穴位上施灸，中间没有阻隔，既有艾火的熏灼又有艾烟的药气串通，所以效果好。如果是做保健灸，我感觉艾灸罐更方便，没有时间、地点的限制，是最佳选择。

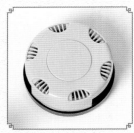

有人怀疑，艾灸罐外面包了那么多层，还会有疗效吗？我的体验是有疗效，只是比使用艾灸盒差一点儿。艾灸的药气和艾烟还是会在身体上产生作用的。

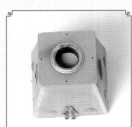

曾经我的脚板有一段时间不舒服，我就常常用晚上睡觉的时间做随身灸。双脚绑上艾灸罐，躺在床上灸两个多小时，然后睡觉，什么都不影响，同时还达到了治疗疾病的目的，可谓一举两得。如果用艾灸盒，可能就不会这么方便。

【一次性针管】

用过艾条的人都有这样的体验——充分燃烧的艾条非常不容易熄灭。如果用水浇灭，在下次使用的时候，要再次点燃很费劲。我在长期实践之后，想到用20毫升的塑料

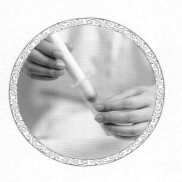

注射器管筒来将艾条熄灭。我感觉这个办法熄灭效果很好。20毫升的塑料注射器药店都有卖，一两块钱一支，很便宜、很实用。把针尖用塑料帽扣好，以免不小心扎到，再把针芯拔出来，剩下的针筒就可以用来做"灭火器"。把不用的艾条插进针筒的1/3处（不要插到底），这样没有了空气，艾条就会自然熄灭。有时候艾条外面看起来是灭了，里面其实还在燃烧，这样非常危险。因此要注意，这个过程需要5分钟左右，不要着急拔出。

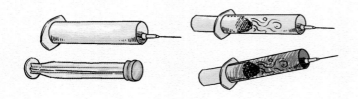

注射器一定要买塑料的，玻璃的注射器受热容易炸裂，不安全。用针筒熄灭的艾条可多次使用，下次再使用时磕掉残灰就可以了，克服了用水浇灭艾条后不易再点燃的问题。

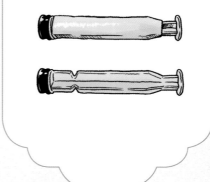
艾灸

艾灸前应掌握的知识

男子三八肾气平均，筋骨劲强，肌肉满壮；五八肾气衰，发堕齿槁；四八筋骨隆盛，肌肉满壮；五八肾气衰，发堕齿槁；四八筋

艾灸的手法有哪些

根据手法的不同，艾灸分为直接灸、隔物灸、温和灸等几种。

【直接灸】

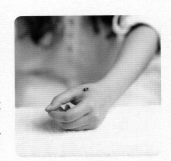

直接灸就是直接将艾炷放在皮肤上艾灸，用到的原料是质地较细的艾绒。根据需要，要将艾绒捏成米粒大、黄豆大、蚕豆大等大小不一的艾炷。直接灸常引起灸泡和灸疮，最后形成艾灸瘢痕，因此也称瘢痕灸。现在也有在艾灸的穴位局部涂抹凡士林来减弱烧灼痛感的办法，我感觉效果不如之前的好，但适合对热感不耐受的人。药店也有卖自贴式艾灸粒的，只要把带黏性的底座贴在穴位局部就可以艾灸，用起来很方便。应该强调，做艾灸直接灸的效果很好，但是我们很难掌握这个度，会有灸疮发生，所以现在我们不提倡直接灸。

【隔物灸】

隔物灸的做法与直接灸类似，但是在艾炷和皮肤之间要隔以姜片、蒜片、食盐等物。隔物灸使用的艾绒粗糙一点也没关系。以隔姜灸为例，我介绍一下具体的做法：取老姜一块，切成厚约3毫米的厚姜片，大小视穴位所在的部位和选用的艾炷大小而定。姜片中间用针或牙签刺几个孔，把捏好的艾炷放在上面，然后点燃艾炷，将姜片贴放在穴位上。等到病人有局部灼痛感时，稍微提起姜片，或更换艾炷继续灸。一般每次灸5~10壮，以局部潮红为度。

隔姜灸很好，可以温经散寒，有双层的作用。但是姜片不能总在一个位置，在一个位置待久了，会发生水泡，不利于以后的艾灸。在一个穴位太热的时候，一定要做移动艾灸。同时姜片最好是一炷艾炷一换姜片，这样的药效更浓，效果会更好一些。

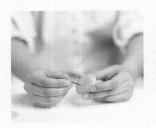
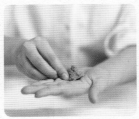
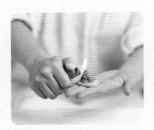
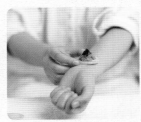

【温和灸】

温和灸使用的是艾灸条，根据手法又分成悬灸、回旋灸和雀啄灸等。悬灸是将燃着的艾灸条悬在穴位上2～3厘米，静止不动。悬灸可以用艾灸盒来代替。一般每个穴位艾灸的时间是15～20分钟。回旋灸的手法与悬灸类似，但要将艾灸条围绕着穴位局部做顺时针或逆时针的旋转。回旋灸的作用范围大，适用于风湿痛和神经麻痹等症。雀啄灸则是在穴位上做一上一下、忽近忽远的灸法，类似鸟雀啄食的动作。雀啄灸的热感强，操作时要避免灼伤皮肤。

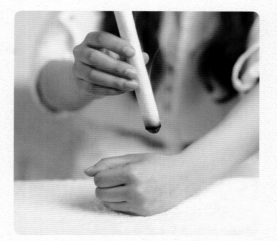

【回旋灸】

距离同温和灸，但艾灸条在皮肤上做顺时针或逆时针转动。

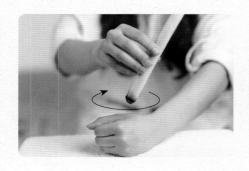

【雀啄灸】

艾灸条在穴位上上下移动，像鸟雀啄食的动作。

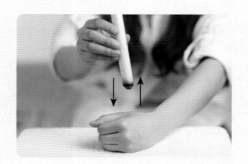

【吹灸】

具体的方法是：用纸卷成一圆锥形，圆锥形的头部细的部分要留一个0.3～0.5毫米大小的口。治疗时病人手握纸筒，侧低头，医生把艾条对准纸筒大口，用口缓慢平稳地吹艾条，使燃烧的热能和艾烟顺着纸筒进入耳道，热度以病人可以忍受为宜。每天1～2次即可，每次时间不限，以病人感觉舒服为度。这种方法常用来治疗中耳炎，效果很好。

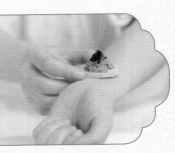

【合理掌握艾灸的时间】

【并非增加艾灸时间就是对身体有益

有一位刚接触艾灸不久的网友，她看到一篇对自己很"狠"（艾灸时间比较长）的网友写的文章，引起了她的兴趣，于是也想照着试一试。除了月经期间，她每天都给自己艾灸，尽量从每天的10点开始，每次艾灸三四个小时。先灸肾俞穴，然后是八髎穴、关元穴，每穴灸一小时左右。最后是手臂上的各个穴位，共灸半小时。

这样灸了几天之后，她感觉穴位处的灸感明显增强了。以前灸肾俞穴时没有热传导的感觉，现在感觉有热往腿部传导了；灸八髎穴时热感能从大腿传导到脚背，腿部也出现酸、痛、经络跳动的感觉。但是与此同时，她的精神变差了，每天感觉力气不够用。虽然灸感增强了，但是整天懒洋洋的，生活质量明显下降了。这位网友通过增加艾灸时间的办法增强了灸感，我感觉这是好事。传导加强了，说明艾灸的效力更容易作用于人体。但是过犹不及，并非一味增加艾灸时间就是对身体有益的。这位网友就出现了物极必反的情况。我建议她暂停艾灸一段时间，等到精力恢复了再继续艾灸，而且艾灸的时间要缩短，也不要每天都艾灸。

{单阿姨经验谈}

艾灸取穴通常以寸为单位，本书中的寸是指以患者本人体表的某些部位折定分寸，作为量取穴位的长度单位。中指同身寸，是以患者的中指中节屈曲时手指内侧两端横纹头之间的距离看做一寸，可用于四肢部取穴的直寸和背部取穴的横寸。拇指同身寸是以患者拇指指关节的宽度作为一寸，主要适用于四肢部的直寸取穴。

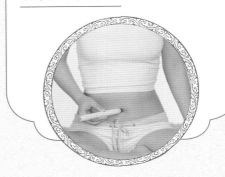

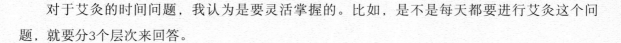

灵活掌握艾灸的时间问题

对于艾灸的时间问题，我认为是要灵活掌握的。比如，是不是每天都要进行艾灸这个问题，就要分3个层次来回答。

【治疗慢性疾病的艾灸】

刚开始时需要循序渐进地艾灸。前10天最好每天施灸，然后根据自己的感觉来调整，以自己适应为度。10天之后，若感觉良好，可以继续施灸，也可以每隔几日艾灸一次。如果艾灸的穴位多，可以取几个穴位，要保证用足够的时间艾灸，不要怕耽误时间，要保证艾灸的质量。

【治疗急性病或炎症的艾灸】

需要加大艾灸的力度，可以每天艾灸1～2次，或者延长每次艾灸的时间。这也是要根据自己身体状况适当调整的。如果感觉艾灸过后有上火的情况，可以适当配合降火饮食，多吃蔬菜、水果，多饮水。有些会刮痧的朋友也可以选择用刮痧的方式泻火。

【保健灸】

如果是保健灸，则不必每天进行艾灸，隔三岔五地进行艾灸就会起到保健的效果，每次艾灸时不要选择太多的穴位，灸2～3个重要的保健穴位就足够了，艾灸的时间控制在一个小时内完成。

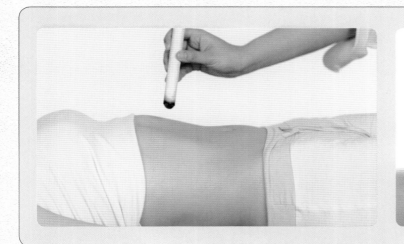
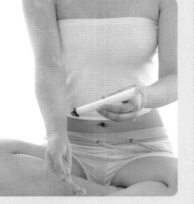

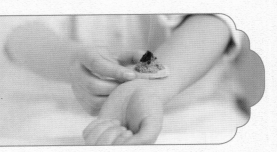

【艾灸的注意事项】

艾灸后的反应有哪些

【皮肤潮红】

艾灸时，由于热力的作用，会使局部的毛细血管扩张，刺激血液流动，所以会出现皮肤潮红的现象。

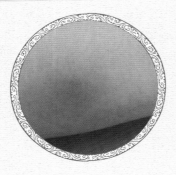

【灸感传导】

艾灸部位产生的其他感觉，例如酸、胀、麻、热、重、痛、冷等。

【排病反应】

如果没有其他致病因素，出现身体或艾灸局部不适，则是正常排病反应，是身体自我修复系统对病邪的调节现象。

【口渴】

很多人艾灸之后会口渴，这是正常的。艾灸后可以喝红糖水或温开水，不要喝菊花茶等寒凉性质的饮料，否则会影响艾灸的效果。

【灸泡】

灸泡是灸疮的前一个阶段，多见于化脓灸。

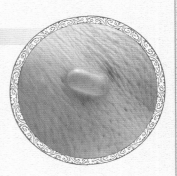

【灸疮】

灸疮是艾灸的特征性表现，艾灸后出现灸疮，表明艾灸施治初具疗效。灸疮期间也要坚持温和灸，让艾灸效力持续，否则会出现病情反复。

灸泡怎么处理

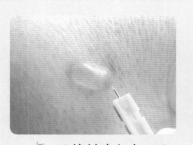

 用针刺破水泡。可以用药店卖的一次性的梅花针，也可以用家里缝衣服的针，但要消毒之后才能使用。

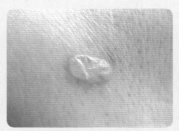

 刺破水泡后，需用医用棉签或棉球吸干水泡中的渗出液。要注意卫生。

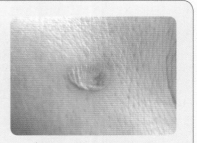

 出灸泡的时候要注意保护起泡处的皮肤，避免衣服摩擦。未变成灸疮前可不盖敷料。

灸疮怎么处理

灸疮溃烂出脓一般先从灸痂周围开始，在灸后25～30天黑痂脱落。灸疮溃发后，每天在灸疮周围用75%的乙醇棉球消毒，用干棉球吸干表面脓液，不可以清理脓苔，否则不仅会引起灸疮疼痛，而且还会阻碍脓液外渗。

艾灸的禁忌有哪些

序号	禁忌
1	空腹、过饱、酒后、极度疲劳和一切热性红肿疾病者忌灸，防止晕灸
2	暴露在外的部位，如面部，忌直接灸，以防形成瘢痕，影响美观
3	妊娠期妇女的腰骶部、下腹部，男女的乳头、阴部、睾丸等忌灸
4	关节部位忌直接灸
5	大血管处、心脏部位忌灸，眼球忌灸
6	女性经期忌灸
7	身体极度衰竭，形瘦骨立的人忌灸

艾灸

艾灸前应掌握的知识

男子三八肾气平均，筋骨劲强，肌肉满壮；五八肾气衰，发堕齿槁；四八筋骨隆盛，肌肉满壮；五八肾气衰，发堕齿槁；四八筋骨隆盛，肌肉满壮；真牙生而长极；

55

艾灸的十二个小提示

序号	要注意的事项
1	施灸前要保持心情平静，较大情绪波动后，不宜马上艾灸
2	要有耐心，不要急于求成。艾灸无论对于养生保健，还是治疗疾病，都要持之以恒
3	艾灸后一般无不良反应，但由于体质和症状不同，艾灸初期可能出现发热、疲倦、口干、全身不适等反应。一般不需顾忌，继续施灸即能消失
4	艾灸过程中应注意室内通风情况，避免着凉
5	艾灸前后都要喝一杯温白开水，有利于艾灸后排毒
6	温和灸时，艾灸条燃后的烟灰温度也很高，注意不要接触皮肤或衣物
7	掌握施灸的程序。如果灸的穴位多且分散，应按先背部、后胸腹，先头身、后四肢的顺序进行
8	注意施灸的时间。有些病症必须注意施灸时间，如失眠症要在临睡前施灸。不要在饭前空腹时和饭后立即施灸
9	要循序渐进，初次使用灸法要注意掌握好刺激量，先小剂量，以后再加大剂量，如用小艾壮，或灸的时间短一些，壮数少一些。不要一开始就大剂量进行
10	防止晕灸。一旦晕灸则会出现头晕、眼花、恶心、面色苍白、心慌、出汗等现象，甚至发生晕倒。出现晕灸后，要立即停灸，并躺下静卧，再加灸足三里穴，温和灸10分钟左右
11	对于皮肤感觉迟钝的大人或儿童，将食指和中指置于施灸部位两侧，以感知施灸部位的温度，确保既不烫伤皮肤，又能收到好的疗效
12	艾灸后的饮食以清淡为主，不要食用油腻生冷的食物

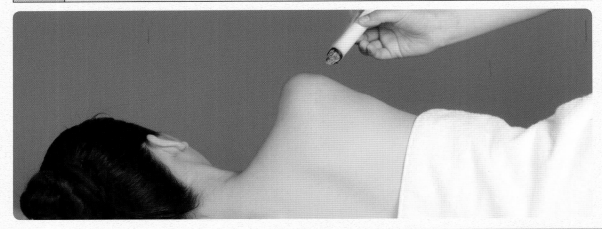

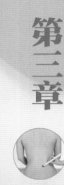

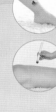

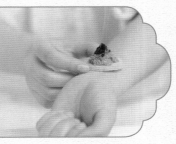

【肾虚】

肾阴虚取穴：中脘穴、神阙穴、关元穴、大椎穴、足三里穴、三阴交穴。
肾阳虚取穴：复溜穴。

我用艾灸调好了肾虚，成功受孕

39网友

来自 **39** 39健康网 www.39.net 39健康网网友的好孕分享！

　　单阿姨，我想和您说说我的情况。我去年10月刚结婚，性生活也不算频繁，每周2～3次。可是今年开始性生活之后总是很疲惫，人越来越瘦了，气色特别差，颈椎也不好，总是怕冷，现在一周一次性生活都觉得身体吃不消。我去医院检查诊断为肾阳虚，吃过中药，有右归丸、八珍颗粒，都不管用，而且一吃补品就上火，现在我也不知道该怎么办了。虽然老公很体谅，可是我老拒绝他，这样下去也不是办法。我才这么年轻，我很想维持这段婚姻，把身体调理好，单阿姨，您能帮帮我吗？

　　如果你想了解更多肾虚的网友通过艾灸成功受孕的经历，请扫描这里的二维码，更多分享，更多惊喜。祝您早日拥有一个健康的艾灸宝宝！

【用艾灸补充肾气，提升受孕概率

【驱逐体内寒气】

　　你可以用艾灸来调整一下你的整体机能。根据你的描述可以判断你的体内存在寒邪，非常适合采用艾灸来驱除寒气。艾灸在艾热的刺激下，可以出现气至病所，达到气至而有效。把正气扶植起来，你的身体就会有个质的飞跃。

　　只是你要做好心理准备，打持久战。艾灸是一个慢功夫，不可能很快见效，只要坚持你就会逐渐体会到身体的各个功能在慢慢恢复。

【补充体内阳气】

　　我帮你选择的都是扶正气的穴位，先从这里开始吧。关元穴，一个人年过三十以后，阳气逐渐趋向衰退，宜常灸关元穴，可以增强小肠消化吸收营养的功能，不但能治诸虚百损、真阳欲脱等症，而且，还可以保健延年。因为灸关元穴可以祛除寒邪，增强脏腑功能，有助于恢复"元阴元阳"。

　　艾灸中脘穴、神阙穴、关元穴、足三里穴可以通调脾胃，培补元气，你先用上述方法艾灸三个疗程后看看疗效。

　　在艾灸的同时，希望你坚持锻炼身体，经常进行散步或跳舞等活动。同时还要保持一个良好的心态，人无论干什么都要有一个好的心态，这是做人的基础。所以中医也把"神"，精神提到重要位置。

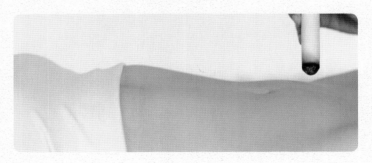

{单阿姨经验谈}

　　是什么消耗我们的阳气最多呢？是精神。从中医角度讲，人体阳气的五种外在表现：神、魂、魄、意、志，与人体器官有着紧密的联系。神属心、魂属肝，魄属肺，意属脾，志属肾，精神上的不调和，也会引发脏器的病变。

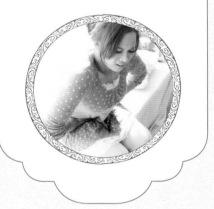

用艾灸调理肾阴虚

【肾阴虚症状】

　　临床表现：腰膝酸软、两腿无力、眩晕耳鸣、失眠多梦；男子阳强易举或阳痿、遗精，女性经少或经闭、崩漏、形体消瘦。中医认为，肾为先天之本，肾中阴精，是一身阴液的总源。阴精亏损会引发各种症状和疾病，如：头晕、耳鸣、腰膝酸软、骨蒸潮热、糖尿病等。

【肾阴虚取穴】

　　鉴于你的这种情况，你可以首先选择艾灸中脘穴、神阙穴、关元穴、大椎穴、足三里穴、三阴交穴，先从这几个穴位开始，发现问题再逐渐调整。

　　腰腹部最好灸40～60分钟。治疗疾病一定要根据自己的体质，根据你的实际情况，根据身体给你的信号来治疗，不要着急更不能焦虑，着急和焦虑对治疗的效果不利。

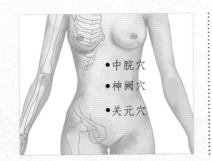

- 中脘穴
- 神阙穴
- 关元穴

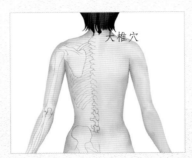

大椎穴

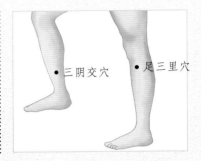

- 三阴交穴　　● 足三里穴

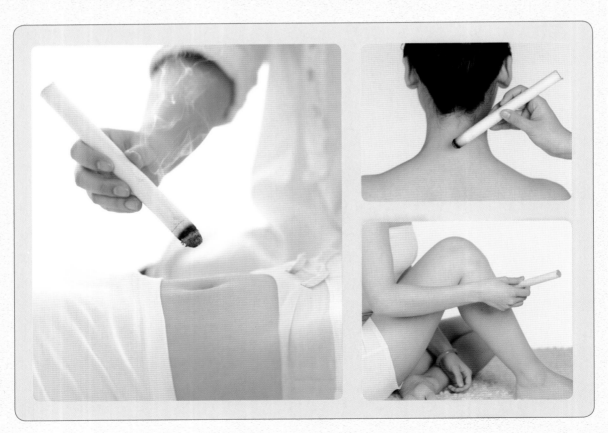

【用艾灸调理肾阳虚

【肾阳虚症状】

一提到肾虚，有人就会想到男性，但实际上女性肾虚一点儿也不罕见。

我在临床上就医治过很多肾虚的女性。她们都有总想跑卫生间、发枯或脱发、黑眼圈、虚胖怕冷、腹泻、失眠、月经不调等表现，严重的甚至会出现宫寒不孕。对于女性来说，补肾同样重要。平时可以做养生灸，针对补肾的穴位重点施灸，对升阳气、补肾虚很有帮助。

【肾阳虚取穴】

对于女性补肾，我推荐复溜穴这个穴位。复溜穴就是让血液重新流动起来的意思，它是肾经的母穴，具有滋阴补肾的功效。复溜穴在太溪穴直上2寸，对于治疗血淤、妇科炎症，以及因流产留下的后遗症很有效。而且，复溜穴这个穴位可以用做检验肾虚的按钮。如果按压复溜穴感觉到很酸、很疼，就说明有肾虚的情况，需要艾灸了。等到艾灸一段时间，复溜穴不酸不疼了，就说明肾虚的毛病治好了。

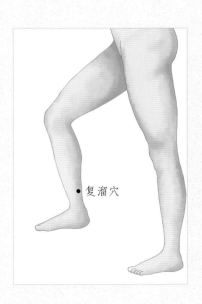

●复溜穴

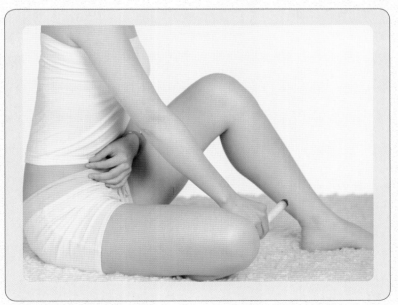

【输卵管梗阻】

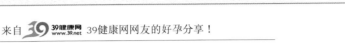

艾灸取穴：中脘穴、神阙穴、关元穴、子宫穴、归来穴、八髎穴、三阴交穴。

灸法：背部穴位一共灸30～40分钟，可以移动艾灸，腹部穴位同样灸30～40分钟，肢体穴位可以灸10～20分钟。

输卵管梗阻的我终于怀孕了

来自 **39健康网** www.39.net 39健康网网友的好孕分享！

39网友

　　单阿姨，告诉您一个好消息，我怀孕了！以前因为年龄小，不懂事，流产过两次，后来就一直怀不上。到医院检查说是输卵管梗阻，花了几万元治疗，罪没少受却没什么效果，后来索性就放弃治疗了。一直到今年6月份偶尔看到您的博客，就赶紧买来艾条熏，这个月月经过了十天还没来，今天早上用试纸一查居然怀孕了，我真是太高兴了！您太伟大了，真的很感谢您！

　　如果你想了解更多输卵管梗阻的网友通过艾灸成功受孕的经历，请扫描这里的二维码，更多分享，更多惊喜。祝您早日拥有一个健康的艾灸宝宝！

【用艾灸直接对病灶进行刺激

【艾灸就是这样神奇】

　　这是一个患输卵管梗阻的网友才参与艾灸两个月就已经怀孕的实例。

　　这个网友在2005年就检查出输卵管梗阻，到2008年造影，显示双侧输卵管梗阻。而这个网友仅仅艾灸两个月就顺利怀孕，我们不得不叹服中医艾灸的伟大。

　　是的，艾灸就是这样神奇。艾灸的消炎效果是很多消炎药不可比拟的。尤其是艾灸局部给药、局部熏灸，要比口服消炎药和静脉给药来得更加直接，西药给药的过程需要经过很多脏器的循环，比如，先口服到胃，然后循环到肝脏解毒，肾脏排泄，到了局部已经是微乎其微了。而艾灸可以直接对准病灶部位施灸，使病灶局部直接接受刺激。

▌用艾灸治疗输卵管梗阻

【输卵管梗阻的原因】

据临床数据显示，在女性不孕症复杂的原因中，因输卵管问题而引起的不孕症占临床总比例的60%左右，是女性不孕的"头号大敌"。那么，女性的输卵管为什么会堵塞？

女性的输卵管是重要的生殖器官，直接关系到患者是不是能怀孕的重要问题。输卵管梗阻是最常见的输卵管疾病，是导致女性不孕的重要原因之一，女性朋友应该引起重视，但是很多患者都不了解输卵管为什么会堵塞。

1.输卵管不畅：输卵管通而不畅，有可能是因为女性输卵管内有较轻的炎症粘连，或者是输卵管外面粘连，牵拉了输卵管活动。

2.炎症导致其阻塞：如果女性发现炎症，出现气血不调的状况，且没有及时对炎症进行治疗，就有可能引起输卵管发生梗阻，导致女性很难受孕。

3.输卵管粘连不通：输卵管粘连堵塞有轻有重，粘连共分三度：输卵管挟部粘连为一度；输卵管与宫角结合部粘连为二度；输卵管壶部与伞口粘连为三度。女性朋友在进行人流手术后，输卵管粘连的状况会加剧，还有可能导致盆腔炎的发生。

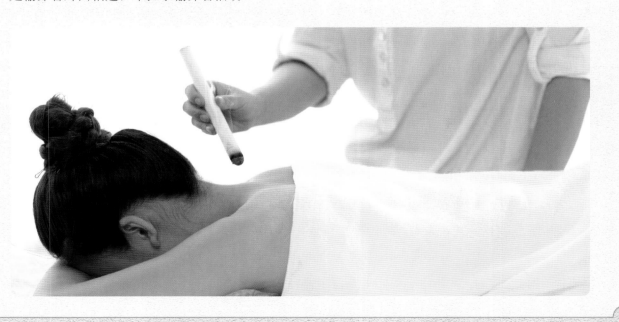

【输卵管梗阻症状】

痛经：由于盆腔充血导致的淤血性痛经，大部分都是在女性月经前一周开始会出现腹痛不适的症状，并且越临近经期越重，直到月经来潮。

月经不调：输卵管和卵巢是相邻的器官，如果炎症波及到卵巢，就会对卵巢功能造成伤害，导致月经异常。

腹部不适：输卵管梗阻引起的腹部不适，下腹有不同程度疼痛，多为隐性不适感，腰背部及骶部酸痛、发胀、下坠感，常因劳累而加剧。另外，由于盆腔粘连，可能有膀胱、直肠充盈痛或排空时痛，或其他膀胱直肠刺激症状，如尿频等。

用艾灸调理输卵管梗阻

【艾灸可以消炎】

艾灸可以消炎，有很多输卵管梗阻的病人都是因为原来的输卵管有炎症，继而造成了堵塞，用艾灸可以消炎。记得在十余年前，我的一个同事的爱人做阑尾炎手术，术后很长一段时间刀口不愈合，打了很长时间的抗生素，仍然没有效果。后来她问我吗："用什么方法好得快一些？"

于是我就告诉她用艾灸可以很快使刀口愈合，她当时还半信半疑，我就说："你用艾灸试试吧！治不好起码不会有不良反应的，打了十多天点滴了也不好，体内再打过多的抗生素都会有不良反应产生的，对人体没有好处。"

她听了我的话，回家后给老公艾灸，大约用了一周左右，刀口就逐渐愈合了。后来，她来我的医务室说："你的这些土方法还真有效。"其实这些早有论文论述，但是更多的是我的临床经验。

{单阿姨经验谈}

很多参与艾灸的网友总在问，我找不准穴位怎么办？我们艾灸主要是针对病灶部位的施灸，穴位的准确度并不重要，只要您知道您患的是什么疾病，病灶的位置在哪里？那么治疗疾病就很简单了，就是患处艾灸。

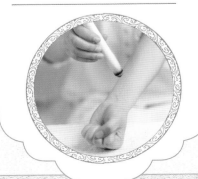

【输卵管梗阻取穴】

治疗输卵管不通，您可以艾灸妇科常用穴：中脘穴、神阙穴、关元穴、子宫穴、归来穴、八髎穴、三阴交穴，背部穴位一共灸30～40分钟，可以移动艾灸，腹部穴位也是30～40分钟，肢体穴位可以灸10～20分钟。然后您还可以根据自己的具体情况加减穴位或病灶部位重点灸。

我们可以把子宫包起来艾灸，我们在前面艾灸小腹部，就是神阙穴、关元穴、子宫穴、归来穴，这些穴位都在小腹部，那么后面我们就艾灸八髎穴，这样就是包起来艾灸，主穴和配穴，改善囊肿和积液的环境，我们还愁宝宝不来吗？

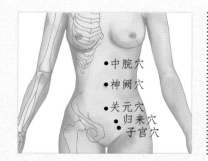
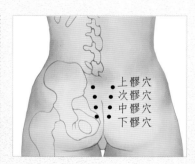
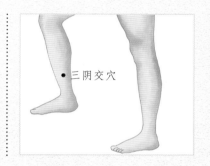

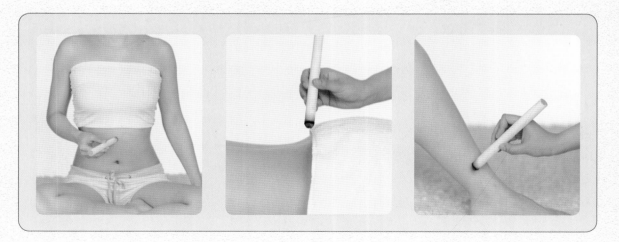

↑如果是夏季，我们可以暴露皮肤施灸。这样灸可以使艾灸的有效成分发挥到极致。冬季天冷时，建议使用艾灸罐。艾灸罐是非常方便的，可以晚间睡觉的时候艾灸。如果是长期治疗，最好艾灸盒，艾灸罐都要备好。（本书艾灸操作图片的拍摄仅为参考，实际操作时，根据需要选用相应的艾灸器材和艾灸手法）

【多囊卵巢综合征】

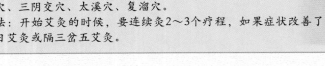

艾灸取穴：大椎穴、命门穴、肾俞穴、中脘穴、神阙穴、关元穴、足三里穴、三阴交穴、太溪穴、复溜穴。

灸法：开始艾灸的时候，要连续灸2～3个疗程，如果症状改善了，可以隔日艾灸或隔三岔五艾灸。

艾灸治好了我的多囊卵巢综合征

39网友

来自 **39健康网** www.39.net 39健康网网友的好孕分享！

　　我今年29岁，5年前被确诊为多囊卵巢综合征，一直月经不调，几个月甚至一年都不来一次月经。期间一直断断续续吃药，没有太重视。现在我结婚了，打算要孩子，去医院做了检查，仍然是多囊卵巢综合征，而且比以前更严重，医生说要是不治疗是很难怀孕的。随后治疗了几个月，但是一直没有效果。这时听人说艾灸管用，当时想就死马当活马医吧。就这样一直艾灸了五个月，月经从原来的几个月一次变成四五十天一次，量也增多了，腰也不痛了，那个痛快啊！于是一直坚持艾灸，一直到去年12月的一天晚上，肚子疼得厉害，从来没有的现象，这时想起早孕试纸测试，奇迹出现了，浅浅的两道，真是不敢相信。第二天去确诊了，真的很不可思议，医生都感到惊讶，说我这样的病居然这么快就怀孕，真是奇迹！

　　我知道艾灸起了很大的作用。我现在怀孕四个月了，去医院做B超检查都能看到孩子的小胳膊小腿了，那个开心啊！

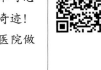

　　如果你想了解更多多囊卵巢综合征的网友通过艾灸成功受孕的经历，请扫描这里的二维码，更多分享，更多惊喜。祝您早日拥有一个健康的艾灸宝宝！

坚持艾灸，多囊卵巢综合征也能怀孕

　　每当看到这样的反馈，我的心中都会很高兴。

　　这个患者在5年前被确诊为多囊卵巢综合征，多囊卵巢综合征的特点是只分泌雌激素和雄激素，很少分泌孕激素，主要症状是月经不调、闭经、肥胖和多毛的体征，确实很难怀孕。常规治疗是以激素促排卵和调经为主，而激素治疗往往效果不稳定，还容易产生依赖。可她通过5个月的艾灸使自己怀孕了！我不敢保证宝宝是否可以顺利健康地成长，但是单说多囊卵巢综合征可以怀孕就是一个奇迹，所以我们要自己来创造这个奇迹。我在这里衷心地希望宝宝健康，妈妈顺利，希望你能够创造奇迹，使宝宝顺利降生。

多囊卵巢综合征症状与病因

【多囊卵巢综合征临床表现】

你有肥胖的困扰吗，你的月经总是推后吗，你脸上会长小痘痘吗？你的毛发比一般女性浓密且出现在不该出现的地方吗？如果你符合两个或两个以上这些症状，那就应该引起警惕了：你是否患上了多囊卵巢综合征？

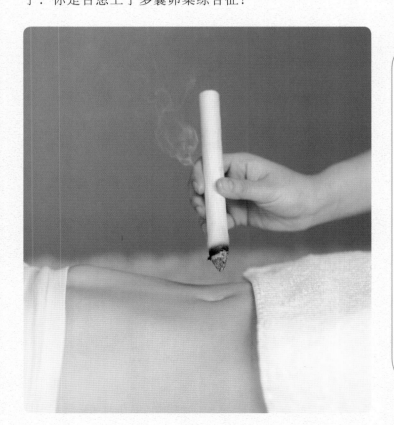

{单阿姨经验谈}

卵巢是女性特有的器官，卵巢主要具备两个功能：一是排卵，二是在怀孕早期形成黄体，以维持胚胎的稳定。如果卵巢出现异常很容易引起排卵障碍，卵巢性不孕占不孕症的15%～25%。

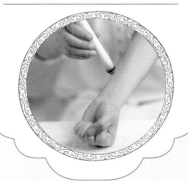

多囊卵巢综合征，是一种育龄女性中常见的内分泌紊乱性疾病。临床表现主要有月经失调（月经稀发甚至闭经）、不孕、多毛（包括四肢及上唇绒毛）、痤疮、肥胖、黑棘皮症等。初起症状常不被患者所注意，部分女性在出现肥胖、月经延长甚至闭经后，去医院就医才被确诊。

【多囊卵巢综合征发病原因】

本病的病因可能与遗传、环境因素（饮食、生活习惯等）及患者激素内环境相关。大多数多囊卵巢综合征患者表现为肥胖或者超重。研究表明，只要减轻体重的5%就可以明显地改善患者的排卵功能，故减重被认为是肥胖多囊卵巢综合征的首要治疗策略。

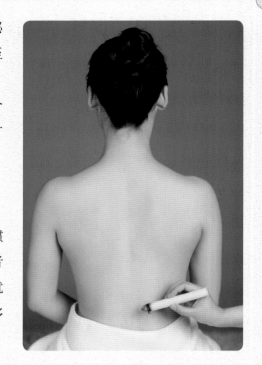

【多囊卵巢综合征艾灸取穴】

艾灸取穴：大椎穴、命门穴、肾俞穴、中脘穴、神阙穴、关元穴、足三里穴、三阴交穴、太溪穴、复溜穴。开始艾灸的时候，要连续灸2～3个疗程，如果症状改善了，可以隔日艾灸或隔三岔五艾灸。

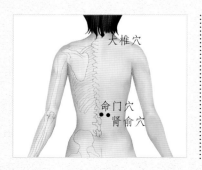

大椎穴
命门穴
肾俞穴

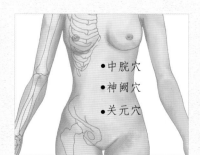

中脘穴
神阙穴
关元穴

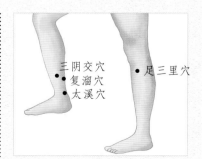

三阴交穴
复溜穴
太溪穴
足三里穴

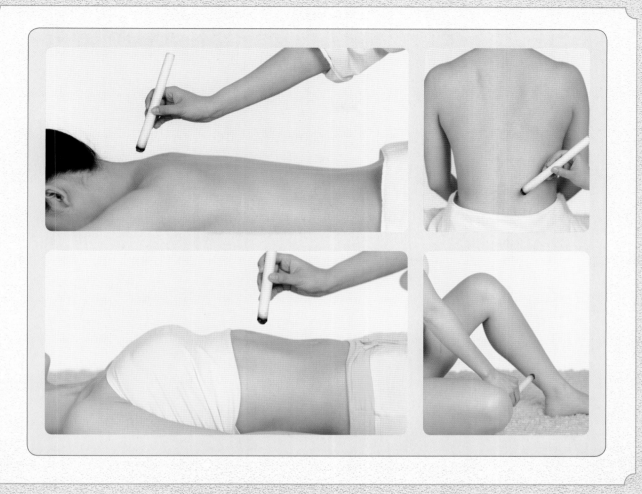

 ## 艾灸工具使用技巧

　　腰腹部、大椎穴主要用六眼艾灸盒，大火力，大面积覆盖。其他部位使用单眼艾灸盒或艾灸罐即可。

　　如果有特别寒冷的位置，除重点艾灸外，一定要结合刮痧，甚至按摩，加上运动，这样气血运行得会快一些，寒气被迫驱逐的速度也会快一些。

　　只要你坚持治疗，那么一年半载后，你会觉得自己的身体在慢慢地发生着变化。

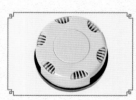

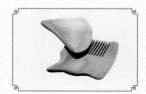

【卵泡发育不良】

艾灸取穴：中脘穴、神阙穴、关元穴、子宫穴、归来穴、八髎穴、三阴交穴。

灸法：背部穴位一共灸30～40分钟，可以移动艾灸，腹部穴位也是30～40分钟，肢体可以灸10～20分钟。

艾灸奇迹般地促进了卵泡生长

39网友

来自 **39健康网** www.39.net　39健康网网友的好孕分享！

　　我今年40岁，因为以前流产过两次之后，身体一直都不太好，吃过很多中药一直时好时坏，也一直无法怀孕。去年年底无意中看到您的博客登载了艾灸可以帮助怀孕的文章，我便决定试一试。我灸了两个月，不是每天，就是做饭的时候熏肚子，之后去做检查，卵子只有1.4厘米，打了三针，也只长到1.6厘米，医生说没有办法做人工受孕。我很着急，从今年1月份开始吃中药（没有再艾灸），差不多吃了7个月。在4月份的时候去检查过一次卵泡只有0.7厘米，当时医生说可能已经排卵了，我就没在意。可是当7月份时我以为自己都准备好了，开始很认真地去监测卵泡的时候，检查结果给了我当头一棒，卵泡还是只有0.7厘米左右。我想不通，怎么可能吃了这么久的药，居然从1.4厘米变成0.7厘米。突然想到当时1.4厘米是不是艾灸的作用。因为我的年纪比较大了，也没有时间再浪费，就立刻重新开始艾灸。每天用4根艾条，八髎穴一共灸40分钟，然后是中脘穴、神阙穴、关元穴各20分钟，最后是子宫穴、归来穴各30分钟。9月14号是我月经后12天去检查了卵泡，结果令我太激动了，卵泡有1.6厘米，医生说如果愿意可以做人工受孕。我先生得知这一消息后，直呼太神奇了，他一直对我的努力持怀疑态度。今天是月经后14天，我又去测了卵泡，2.03厘米！当我知道结果，那种激动难以表述。短短20天，艾灸给了我一个奇迹。我想再继续灸2个月，让子宫的环境更健康后，再去做人工受孕。

　　如果你想了解更多卵泡发育不良的网友通过艾灸成功受孕的经历，请扫描这里的二维码，更多分享，更多惊喜。祝您早日拥有一个健康的艾灸宝宝！

用艾灸调理卵巢功能

【艾灸能促进卵泡生长】

她已经40岁了，已经是没有时间了，怀孕的机会真的不多了。我们看到了她艾灸前后卵泡的变化：开始检查，卵泡1.4厘米，打了三针后长到1.6厘米，但还是没有办法人工受孕，就是这1.4厘米，也是因为她开始艾灸的时候长的结果。经过了科学的验证使我们不得不相信艾灸的神奇。

后来她从一月份开始服药，一直到七月份，卵泡反而降到0.7厘米。从她的身上使我们看到，有些药物还没有艾灸来得快，药物是破坏人体正气的，而艾灸是帮助身体同疾病做斗争的。用艾灸来治疗疾病，健康就把握在我们自己手中。

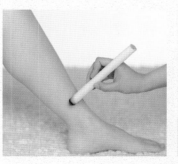
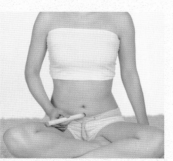
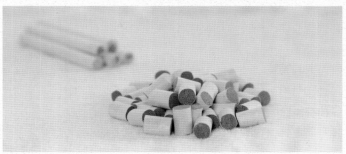

卵泡多大可以完成受精？成熟的卵泡出现在月经后10～16天，一般在10小时之内排卵，排卵时间在月经后12～18天内为多见，少数可在20～30天。在此前后时间同房怀孕成功率较高。

监测卵泡对不孕不育的女性，具有重要的临床意义，它可以使我们掌握在哪个阶段怀孕比较适合。卵泡多大成熟可以受精成为受精卵呢？从女性的身体结构和生理特征来看，卵泡发育是一个连续的过程，正常卵泡直径应在1.8～2.5厘米。

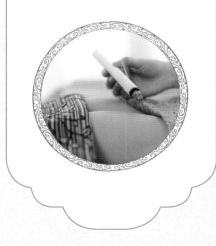

艾灸

灸除病灶再受孕

男子三八肾气平均，筋骨劲强，故真牙生而长极；四八筋骨隆盛，肌肉满壮；五八肾气衰，发堕齿槁。

71

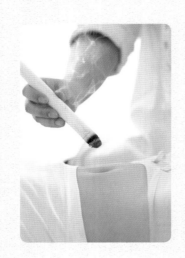

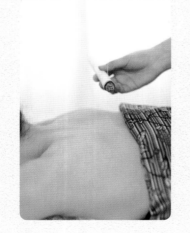

【监测卵泡具有重要意义】

从女性的身体结构和生理特征来看，卵泡发育是一个连续的过程，正常卵泡直径应在1.8～2.5厘米。临床医学可以运用B超监测育龄妇女，特别是不孕妇女的卵泡发育详细情况，确认其有否卵泡发育成熟、有否排卵及排卵时间，这些监测为临床对症治疗提供可靠依据是十分重要的。

究竟成熟的卵泡多大？据专家介绍说，成熟卵泡的特征，B超监测最大卵泡出现在月经10～16天，卵泡直径2.0厘米，一般在10小时之内排卵，排卵时间在月经第12～18天内为多见，少数可在20～30天。在此前后时间进行性生活怀孕成功率较高。

【卵泡发育不良主要由肾虚宫寒引起】

卵泡的正常发育成熟需要一段时间和过程，更需要一定温化作用，生殖系统也一样。卵泡在没有正常发育成熟之前，短期内硬性强制其排卵，就像拔苗助长，结果往往会适得其反。所以往往西医的强行在短期内运用促排卵药，强制其排卵，虽然卵子也能排出，但由于这样排出的卵子发育不成熟，所以不能正常受孕。即便精卵结合，也容易出现流产、死胎等情况。

从中医讲，主要是由于肾虚宫寒导致卵巢功能低下，卵泡发育不良。我们使用艾灸来调整，往往就会达到很好的治疗效果。

对于这样的患者，平时要尽量避免生冷寒凉、辛辣燥腻之品，应适当吃一些温润、温和、温养性食品。另外，保持平衡愉快的心情极为关键，良好的心态对女性自身生殖内分泌起直接的调节作用，意义极为重要。用艾灸治疗卵泡发育不良，主要通过直接刺激卵巢等生殖系统，恢复卵巢的正常功能，促使卵泡发育成熟，从而恢复正常规律的排卵及正常的月经。这样就从根本上调节了女性生殖功能的平衡，受孕生育就是很自然的事了。

【卵泡发育不良艾灸取穴】

治疗卵泡发育不良的艾灸取穴：中脘穴、神阙穴、关元穴、子宫穴、归来穴、八髎穴、三阴交穴。男女各种生殖系统疾病，可根据自己的实际情况艾灸。腹部的艾灸治疗不要低于40～60分钟。八髎穴也需要用方四眼的艾灸盒或四罐、六罐来艾灸，时间也是30～40分钟。建议结合自己的体质，循序渐进。

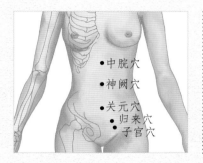

•中脘穴
•神阙穴
•关元穴
•归来穴
•子宫穴

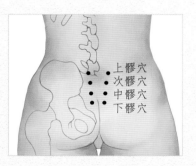

•上髎穴
•次髎穴
•中髎穴
•下髎穴

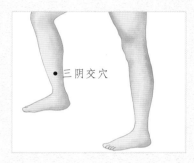

•三阴交穴

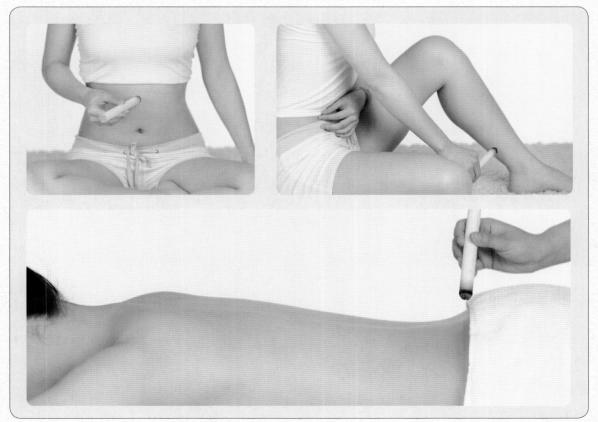

男子三八肾气平均，筋骨劲强，故真牙生而长极，四八筋骨隆盛，肌肉满壮；五八肾气衰，发堕齿槁

73

【高龄保胎】

艾灸取穴：八髎穴、足三里穴、涌泉穴。

灸法：如果怀孕在冬季，建议使用艾灸罐艾灸；如果怀孕在夏季，可以暴露艾灸，建议使用艾灸盒艾灸。

我用艾灸保住了胎儿

39网友

来自 **39**健康网 www.39.net 39健康网网友的好孕分享！

我今年45岁了，想要一个孩子。今年2月份查出输卵管梗阻，抱着试试看的态度按照您书上的方法进行了艾灸，结果这个月10号查出怀孕了，心中万分高兴，也十分感激单老师。本想等胎儿稳定后再上网来报告喜讯的。但第二次血液HCG的检查结果没有成倍增长反而降低，可能面临流产。十分痛心，不知通过艾灸是否可以保胎，或灸什么穴位可以保胎？万分感谢，烦请指点为盼！

如果你想了解更多高龄保胎的网友通过艾灸成功受孕的经历，请扫描这里的二维码，更多分享，更多惊喜。祝您早日拥有一个健康的艾灸宝宝！

用艾灸调理保胎

【高龄孕妇容易先兆流产】

您好，其实当我听到这个消息以后，我还是非常高兴的。您45岁了，实属于高龄产妇，而且患有输卵管梗阻，按理讲别说输卵管梗阻，就是这个年龄怀孕的可能性也很少了，一般女人到了四十多岁，雌激素明显减少，已经开始走向更年期的边缘，快要绝经了，怀孕的可能几乎就没有了。但是您例外，看来您的雌激素分泌还不错，因为身体呈现衰退状态，体内供给胎儿的营养素不足了，会有胎儿先兆流产的迹象。还得说，您是通过了艾灸后，使衰退的卵巢激发一些功能，但毕竟不是年轻人的状态。高龄孕妇出现先兆流产迹象，可能是由于内分泌功能失调或黄体功能不健全所引起。

【人体机能消退期】

《黄帝内经·素问·上古天真论篇》里说，女子"五七，阳明脉衰，面始焦，发始堕"，而男子是"五八，肾气衰，发堕齿槁"。就是说，女性从35岁开始衰老，男性从40岁开始衰老。我在治病的过程中感觉也是如此。很多人20几岁的时候很正常，可一过40岁就什么病都来了。我觉得这不是说他20几岁就没有病，而是那时候身体气血足，正邪交锋中正气胜。而40岁之后，人开始衰老，元阳之气少了，又得不到补充，造成了体虚，于是病邪就表现了出来。怎么补充？只有补元阳。

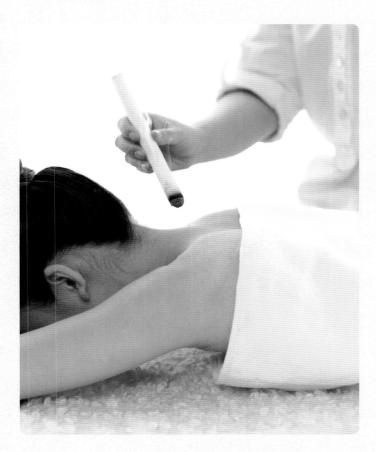

{单阿姨经验谈}

我给体虚的病人治好病，都告诉他们回去要常做养生灸，就是在关元穴、命门穴、足三里穴等几个大穴上做艾灸。中医认为，人得天地之全，药得天地之偏，治病就要以药物的偏性补人的偏性。《本草纲目》中记载艾草有纯阳之性，对元阳虚的人来说是大补。元阳足了，身体状态回到了二十几岁，什么病就都没了。

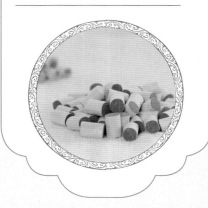

【高龄保胎艾灸取穴】

对于高龄孕妇来说，就不能艾灸关元穴和命门穴了，若说补气血，只能灸八髎穴、足三里穴、涌泉穴这几个相对安全的穴位。建议用双眼艾灸盒竖放，插两根艾条，温和灸足这几个穴位，时间在10～15分钟，也可以补充元阴元阳。如果怀孕在冬季，建议使用艾灸罐艾灸，如果怀孕在夏季，可以暴露艾灸，建议使用艾灸盒艾灸。当然艾灸保胎之前，建议先到正规医院做检查，如果胚胎本身不好，大自然就要将其淘汰掉，一般来说，我们是保不住的。

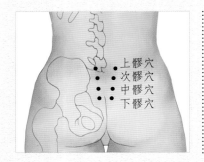

上髎穴
次髎穴
中髎穴
下髎穴

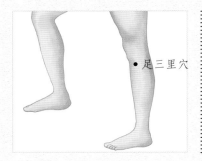

● 足三里穴

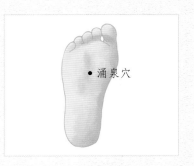

● 涌泉穴

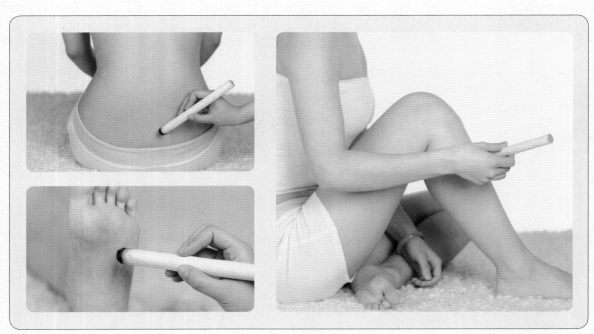

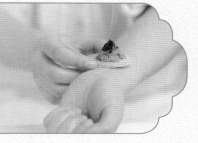

【黄体酮低】

艾灸取穴：足三里穴、中脘穴、八髎穴。
灸法：中脘穴、八髎穴每次艾灸20分钟，双侧足三里穴每次各15分钟。

艾灸可以提高黄体酮值，成功保胎

39网友

来自 **39**健康网 www.39.net 39健康网网友的好孕分享！

我怀孕了！我是腺肌症患者，去年开始接触艾灸，灸了不到三个月，结果就怀孕了！当时我不敢相信，以为月经不调，吃了三天的丹莪妇康煎膏和鹿胎膏，想着会不会对胎儿有影响，就去医院咨询医生，医生说这药影响不大。医生还建议我测黄体酮，结果显示黄体酮低，于是给我开了两盒黄体酮。单妈妈，我现在应该怎么做才能保住我的胎儿呢？

如果你想了解更多黄体酮低的网友通过艾灸成功受孕的经历，请扫描这里的二维码，更多分享，更多惊喜。祝您早日拥有一个健康的艾灸宝宝！

▌用艾灸调节孕激素分泌

【艾灸能提升孕激素水平】

你已经很幸运了，短短三个月的艾灸就使你怀孕了，真的太好了。你现在应该继续服用黄体酮，增加黄体酮。同时可以艾灸足三里穴，中脘穴补充元气，应该是协助黄体酮的共同作用。

阿姨期待你生出健康的宝宝。我也常常会到北京，只是来去匆匆，没有时间驻留。希望你不要有负担，要放松心态，你就会生一个健康的宝宝，看来我这个姥姥是当定了。

【黄体酮低是什么原因】

黄体酮低是指黄体功能不全，黄体分泌黄体酮不足，或黄体过早衰退，以致子宫内膜分泌不良，从而导致孕卵着床困难或早孕流产。

黄体功能不全可能与垂体分泌的LH、FSH不足或垂体催乳素分泌过多、过少有关。有的是由于孕卵本身不成熟，对促性腺素不敏感；有的是黄体本身合成孕激素能力不足，或者与孕激素之间的比例不协调等因素有关。

孕激素主要由卵泡和黄体产生，主要作用是刺激青春期女子外生殖器、阴道、输卵管和子宫的发育和生长，刺激女性第二性征的出现，能影响代谢机能，对青春期发育与成长起促进作用。

孕激素主要由黄体产生，故又叫黄体酮。孕激素通常要在雌激素作用的基础上才能发挥其作用，为受精卵在子宫内种植和保证妊娠做准备，如使子宫内膜由增长期转变为分泌期，以利胚胎着床，且可使子宫不易兴奋，保证胚胎有较"安静"的环境。

{单阿姨经验谈}

孕激素主要作用于子宫内膜和子宫肌，适应孕卵着床和维持妊娠。由于黄体酮受体含量受雌激素调节，因此黄体酮的绝大部分作用都必须在雌激素作用的基础上才能发挥。

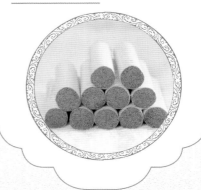

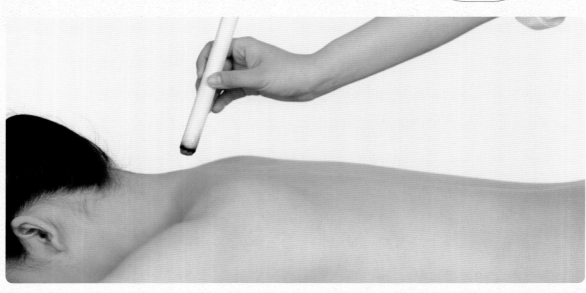

【黄体酮低有哪些危害】

1.孕妇黄体酮低，不孕不育是最为明显的症状。

2.孕妇黄体酮水平不足，就会产生阴道出血，导致流产，胚胎停止发育等。

【黄体酮低艾灸取穴】

黄体酮低的孕妇可以遵医嘱补充孕激素，再配合艾灸足三里穴、中脘穴、八髎穴以补充胃气，提高孕激素水平和身体的元气。中脘穴、八髎穴每次艾灸20分钟，双侧足三里穴每次各艾灸15分钟。

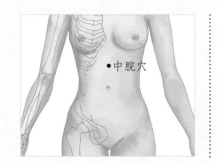

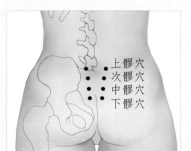

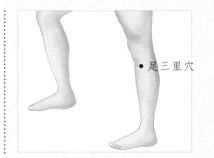

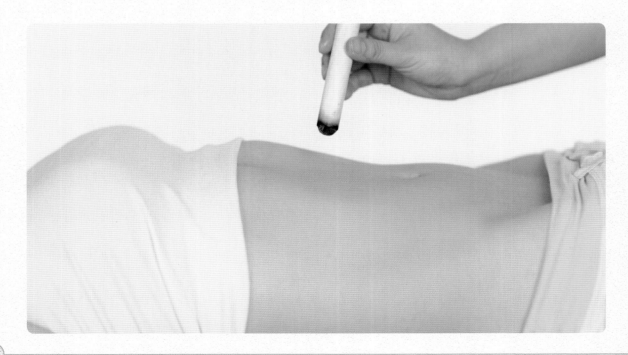

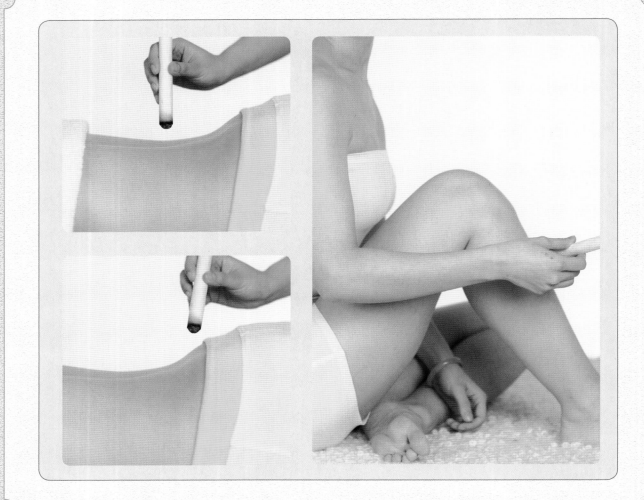

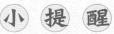 小 提 醒

　　黄体酮低虽然可以借助补充黄体酮来保胎，但并不是说补充了孕激素就一定会保住胎儿，关键是你们精子和卵子结合的胎儿质量如何？生存空间如何？就是说补充了孕激素，保胎的概率增加了，如果胚胎本身不好，大自然就要将其淘汰掉，一般来说，我们是保不住的；如果生存空间不好，宫寒或子宫壁不平整，也同样会造成流产。

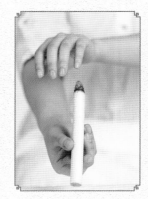

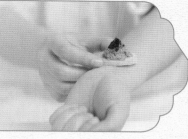

【霉菌性阴道炎】

艾灸取穴：关元穴、子宫穴、归来穴、横骨穴、八髎穴、三阴交穴。
灸法：每天每处穴位灸40分钟，每天1次，长期坚持。

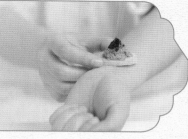

【霉菌性阴道炎】

艾灸取穴：关元穴、子宫穴、归来穴、横骨穴、八髎穴、三阴交穴。
灸法：每天每处穴位灸40分钟，每天1次，长期坚持。

我怀孕了！艾灸治好了我的霉菌性阴道炎

39网友

来自 **39健康网** www.39.net 39健康网网友的好孕分享！

　　41岁的我怀孕了！我从内心感谢您，单阿姨。我患霉菌性阴道炎已十多年了，同时还有乳腺增生、颈椎病等，月经量也很少。看了您的博客，我就按照上面的方法天天艾灸，经期也灸。连续灸了两个月，开始时灸肚子感觉凉凉的；灸后腰部出了很多水，每次灸都出水，最近几天还灸出了泡。因为我的霉菌性阴道炎比较顽固，所以，我一直在灸外阴，自从灸了就奇痒无比，不灸就有异味。痒的厉害时我就一天灸两次。从25号查出怀孕后，我继续灸了几天，可是我看到博客中说刚怀孕不宜灸外阴，就停了，可是痒的难受啊，痒几天就有异味。我知道这是排毒现象，只是还没有完全排完就怀孕了。单阿姨，我现在刚刚怀孕四十多天，该怎么办呢？

　　如果你想了解更多霉菌性阴道炎的网友通过艾灸成功受孕的经历，请扫描这里的二维码，更多分享，更多惊喜。祝您早日拥有一个健康的艾灸宝宝！

得了霉菌性阴道炎怎么办

【顽固的霉菌性阴道炎】

　　十多年的霉菌性阴道炎治疗起来有很大的难度，很幸运，在治疗的过程中，41岁的你还怀孕了，真的很难得，如果不是你坚持艾灸，单说这个霉菌性阴道炎，能够怀孕的概率就很低了，而且往往霉菌性阴道炎即使自己可以怀孕，流产的概率也很高。我们在临床看到过很多这样的案例。

艾灸
灸除病灶再受孕
男子二八肾气平均，筋骨劲强，故真牙生而长极；五八肾气衰，发堕齿槁
骨隆盛，肌肉满壮；四八筋

81

【选择好方法，顺利治疗霉菌性阴道炎】

对于这个病，我的建议是女性朋友先到医院做全面检查，是滴虫性阴道炎就按照滴虫性阴道炎治疗，是霉菌性阴道炎就按照霉菌性阴道炎的方法治疗。总之，先确诊再治疗。然后再采用我的艾灸方法加强疗效，会很快痊愈。中医把女性的生理归结为四大特征：经、带、胎、产，老话说"十女九带"，白带是女性特有的生理现象。也正是因为有了白带，宫颈炎症、阴道炎症都会引起女性的白带异常，少数疾病还会引起外阴瘙痒。所以，通过白带可以了解女性生殖健康的依据。

艾灸能够补充人体的元阳，调节肾脏的功能，使人体阴阳重新趋于平衡，达到治疗疾病的效果。但是我们也不能迷信艾灸能驱除百病，试想下，如果体内有寄生虫，那需要多大的热量才能将它驱赶出来呢？那样的热量，人体早就没法承受了。但是艾灸由于有上述的作用，所以不失为上述疾病的最佳调理法。

{单阿姨经验谈}

75%的女性一生中至少患过一次霉菌性阴道炎，发生率如此之高，原因很简单：女性的阴道pH值多在3.8～4.4范围内，是一个偏酸性的环境，而且阴道内部温暖潮湿——这些造就了一个适合霉菌生长的环境，大量繁衍，引起霉菌性阴道炎。

女性患了霉菌性阴道炎，会感觉外阴瘙痒、灼痛，白带稠厚，呈凝乳状或者豆腐渣状。

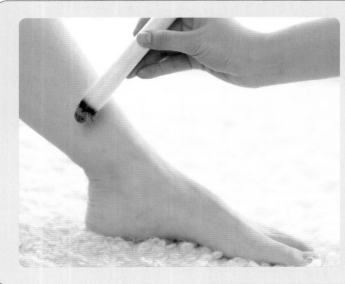

←中医认为女属阴，因此肝、脾、肾三经与女性健康的关系最为密切。凡是涉及这三条阴经的妇科病，三阴交都有治疗作用。说三阴交是妇科病的万能穴位，一点也不为过。

灸除顽固的霉菌性阴道炎

【霉菌性阴道炎艾灸取穴】

　　取清艾条点燃悬在关元穴、子宫穴、归来穴、横骨穴、八髎穴和三阴交穴这几个穴位上部，以自己能承受的温度进行艾灸。每天每处穴位灸40分钟，每天1次，长期坚持。

　　治疗阴道炎，坐熏的方式也很关键，可以坐在坐便器上熏，也可以坐在带眼的小凳子上熏，还可以买一个带眼凳子熏灸。男性的不育，可以艾灸会阴穴，这个穴位也是需要坐熏的。

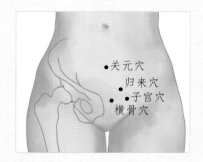

・关元穴
归来穴
・・子宫穴
横骨穴

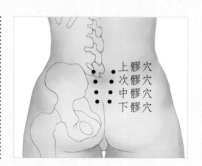

上髎穴
次髎穴
中髎穴
下髎穴

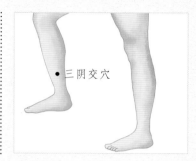

・三阴交穴

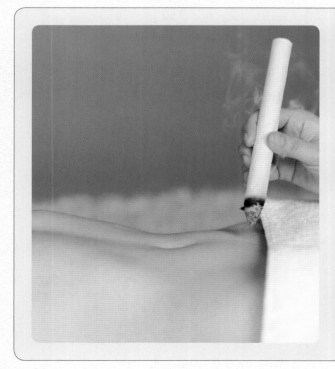

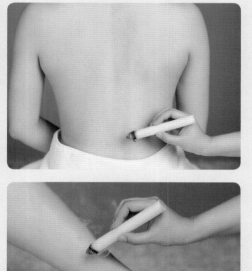

艾灸

灸除病灶再受孕

男子三八肾气平均，筋骨劲强，故真牙生而长极；四八筋骨隆盛，肌肉满壮；五八肾气衰，发堕齿槁

【霉菌性阴道炎其他治疗方法】

我在这里推荐一款外用药方以加强疗效：蒲公英15克，金银花10克，野菊花10克，紫花地丁10克，天奎子10克，熬30分钟取汁外用。如果是阴道炎和宫颈炎，那就在每个月月经后用一次性阴道清洗器吸取药液，下蹲后插入阴道口，进行冲洗。每天1次，连续用7天，炎症消退后再用一周即可，不可长期应用，以免破坏阴道和宫颈部位酸碱度，诱发其他疾病。此方为中医传统经方——五味消毒饮，有清热解毒、消散疗疮的功效。

我在这里唠叨一点，艾灸是个需要长期坚持的疗法，而且阴道炎等疾病也是一种容易反复的疾病。所以，我希望大家不要见到一点点疗效就停止艾灸，只有长期坚持，才能彻底痊愈。治好了阴道炎，你的艾灸宝宝也就不远了。

艾灸罐使用技巧

一般治疗妇科疾病主要是围绕着小腹、腰骶部艾灸，这样囊肿就会逐渐消失，如果你有炎症，也可以这样艾灸，同样可以使炎症消失。

如果说具体的施灸穴位，主要艾灸中脘穴、神阙穴、关元穴、子宫穴、归来穴、八髎穴、三阴交穴，男女各种生殖系统疾病，泌尿系统都可以这样艾灸。

我常常会看到网友问买什么样的施灸工具，单眼艾灸盒和双眼艾灸盒可以同时艾灸肢体的不同穴位，这样可以节省时间。如果你有足够的时间，也可以分开来艾灸。四眼艾灸盒适合用在腰腹部艾灸。

如果天气温暖，可以使用艾灸盒插艾条进行艾灸，腰腹部使用四眼艾灸盒即可，肢体可用单眼艾灸盒艾灸。艾灸的时间，腰腹部可以灸40分钟左右，逐渐适应为度，肢体可以灸15～20分钟。

如果天气寒冷，您可以腰腹部使用四罐或六罐艾灸罐，肢体使用单罐艾灸罐。艾灸时间，腰腹部艾灸40～60分钟，逐渐适应，肢体20～30分钟。在使用艾灸罐的时候，因为需要毛巾包起来使用，所以相对直接对着皮肤艾灸的时间，稍微延长一点。

如果说使用效果，当然是用艾条直接对着皮肤灸比捂起来灸效果要好得多。记住艾烟也是一种药气。艾灸时可以自己根据需求来艾灸，如果感觉很舒服，就可以连续艾灸，感觉有一些上火，可以停一停。自己决定，不拘形式。

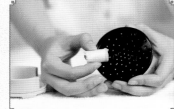

【巧克力囊肿】

艾灸取穴：中脘穴、神阙穴、关元穴、子宫穴、归来穴、八髎穴、足三里穴、三阴交穴。

灸法：时间可以循序渐进，以自己适应为度，腰腹部总体时间不要低于40～60分钟，肢体每穴10～15分钟，八髎穴需要40～60分钟。

我怀孕了！艾灸成功治愈了我的巧克力囊肿

39网友

来自 **39健康网** www.39.net 39健康网网友的好孕分享！

我今年38岁，30岁以前怀过三次孕，均因个人原因流掉了。之后一直尝试都未能怀孕。35岁以后，更觉得压力增大，开始四处求医，查出患有巧克力囊肿及子宫肌瘤，医生说我自然怀孕的概率只有10%。因为工作压力很大，身心俱疲，于是把工作辞掉，准备专心调理身体并准备试管婴儿，这也是我最后的希望了。

认识艾灸和单阿姨的博客是三个月前的事。说实话并未抱太大的希望，只是觉得如果可以治病当然好，退而求其次，强身健体也好，于是我开始了艾灸。第一个月天天灸，主要就是八髎穴、神阙穴、关元穴、中脘穴、子宫穴、归来穴、足三里穴、三阴交穴。三阴交穴很快出了许多水泡，有的还化脓了。一开始也很怕，但按阿姨的博客指导去处理也都解决了。第二个月开始就隔天灸了，但灸感越来越强，有虫子爬行的感觉，远端也开始有感觉。我知道我的情形一天天在改善，也越来越有信心了。到了月经该来未来的时候，心里一直觉得可能是因为艾灸的原因使经期拖延了。过了几天才想到去验孕，结果真的让我欣喜若狂，尿检查呈阳性，验血黄体酮>40，说实话我真的没想到艾灸有这么神奇！本来之前家人还觉得我又在搞歪门邪道呢，现在全家人都不得不叹服中医的博大精深了。

今天是我怀孕的第47天，到目前为止一切检查结果正常。希望我的宝宝可以一切顺顺利利，平平安安，健健康康。

如果你想了解更多巧克力囊肿的网友通过艾灸成功受孕的经历，请扫描这里的二维码，更多分享，更多惊喜。祝您早日拥有一个健康的艾灸宝宝！

用艾灸克服怀孕障碍

【抱着尝试的心态坚持艾灸】

你已经38岁了，做过两次人工授精和试管婴儿，都没有成功，你抱着试试看的心态来参与艾灸，强身健体也好，这样你反而心中没有压力，你的巧克力囊肿及子宫肌瘤都是你怀孕的障碍，但是你用艾灸使自己怀孕了，这是事实。你的艾灸效果很好，出现了那么多的灸感，这可能是很多参与艾灸的女性们体会不到的。有了灸感，效果才会好。你也是高龄产妇了，自己一定要多加小心，在生宝宝之前就不要工作了，在家迎接宝宝的到来。

{单阿姨经验谈}

巧克力囊肿是女性的多发病，是子宫内膜异位症的一种，多发于30～50岁的女性朋友中。卵巢巧克力囊肿的发病主要原因与分娩、多次流产等有关，产后脱落的子宫内膜种植在宫颈、阴道、盆腔内，反复的人工流产术后，子宫内膜也会通过负压被吸引至盆腔内。

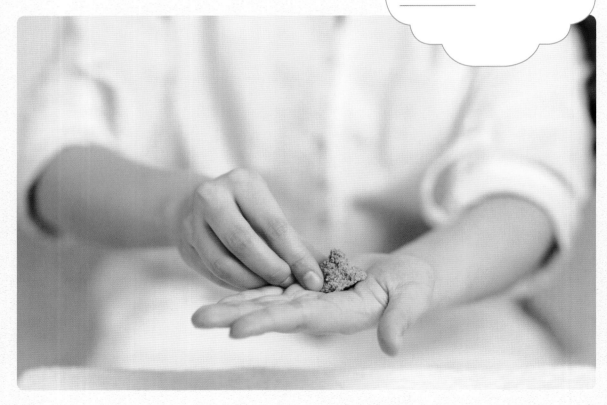

单桂敏

单桂敏灸除不孕不育

女子七岁肾气盛，齿更发长；

二七而天癸至，任脉通，太冲脉盛，月事以时下，故有子

86

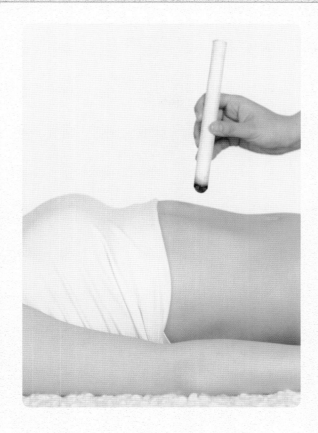

【巧克力囊肿临床症状】

1.痛经：痛经为巧克力囊肿的主要症状，同时也是最容易被忽略的症状表现，为继发性且逐年加重，但也有少数病人无明显的痛经。

2.月经不调：月经过多，月经血量多，也是巧克力囊肿临床常见症状之一，一般月经周期规律表现为经血过多或带经日久。

3.性生活痛：这也是一个明显的患病信号，患者还可能会出现滴状的出血，而且常于月经前较为明显。

4.患不孕症：巧克力囊肿会导致女性不能怀孕，其不孕率达50%左右，在不孕症女性中，巧克力囊肿所造成的不孕占有很高的比例。

【巧克力囊肿发病机制】

1.内分泌因素：卵巢虽然小，但却是生成卵子并排卵、平衡内分泌的重要器官之一，多出现在内分泌旺盛的生育年龄。因此认为和内分泌失调有关。此外，月经时生气可能会导致经血淤阻，垃圾排不出来，在卵巢里便形成了囊肿。

2.性生活频繁：通常发病人群大多是青春期少女以及更年期女性，这和她们过于频繁的性生活有关。

3.输卵管梗阻：卵巢内无受精的卵泡，废品垃圾要排出去，就需要靠体内液压把垃圾排出去，因为机能衰退，输卵管有梗阻现象，排不出去的卵子积在卵巢里，就形成了囊肿。

4.压力过大：压力过大是导致巧克力囊肿的主要因素，长时间精神压力太大，可以造成自主神经功能紊乱，影响内分泌调节，导致卵巢功能过早衰退，雌激素的分泌减少，提前进入更年期。

【巧克力囊肿艾灸取穴】

巧克力囊肿的艾灸穴位有：中脘穴、神阙穴、关元穴、子宫穴、归来穴、八髎穴、足三里穴和三阴交穴。

艾灸时间可以循序渐进，以自己适应为度，腰腹部总体时间不要低于40～60分钟，肢体每穴10～15分钟，八髎穴需要40～60分钟。一定要循序渐进的艾灸，不要急于求成。

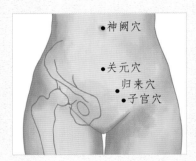
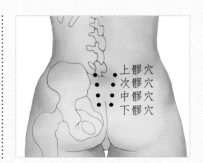
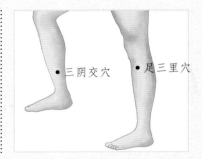

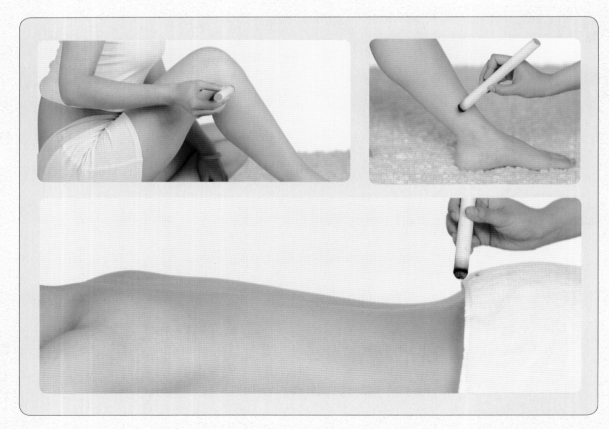

【慢性盆腔炎】

艾灸取穴： 关元穴、子宫穴、归来穴、三阴交穴、八髎穴。

灸法： 用四眼的艾灸盒艾灸时间不要低于30～60分钟，根据自己的适应程度，可以适当延长艾灸的时间。

艾灸治好了慢性盆腔炎，让我轻松怀孕

 39网友

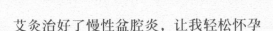 来自 39健康网 39健康网网友的好孕分享！

　　我的情况是婚后流产后4年一直未孕，2010年9月，按照您教的方法艾灸，2011年年初就顺利怀孕了，现在宝宝已经1岁零3个月，非常健康！要知道我是33周岁才生的宝宝，而且是顺产。这之前我曾患有盆腔炎、附件炎、重度宫颈糜烂，肚子天天疼，去了多家医院，药吃了无数，但效果都不明显。后来我按照单阿姨说的方法坚持艾灸，居然治愈了我的盆腔炎、附件炎、重度宫颈糜烂。万分感谢单阿姨！另外，我想告诉那些和我一样的姐妹们不要放弃，一定要坚持艾灸！我就是这样成功的，相信你们也可以。

　　如果你想了解更多慢性盆腔炎的网友通过艾灸成功受孕的经历，请扫描这里的二维码，更多分享，更多惊喜。祝您早日拥有一个健康的艾灸宝宝！

灸走恼人的盆腔炎症

　　盆腔炎是指女性盆腔生殖器官及其周围的盆腔腹膜发生炎症。因为盆腔炎包括子宫炎、输卵管卵巢炎、盆腔结缔组织炎及盆腔腹膜炎可一处或几处同时发病，因此又有附件炎之称，是女性的一种常见病，且极易引发其他疾病。如果只是单纯的炎症，没有赘生物、硬结、包块就可以按照此方法治疗，否则要到医院进行详细检查，然后对症治疗。

　　我下面要讲述的艾灸方法不但对于消除积液有效果，对于引起积液的原发病一样效果很好。但需要特别说明的一点是在大家采用艾灸和刮痧疗法自我治疗之前，请先到医院进行彻底地检查，在排除危重疾病及恶性疾病之后才可放心进行。

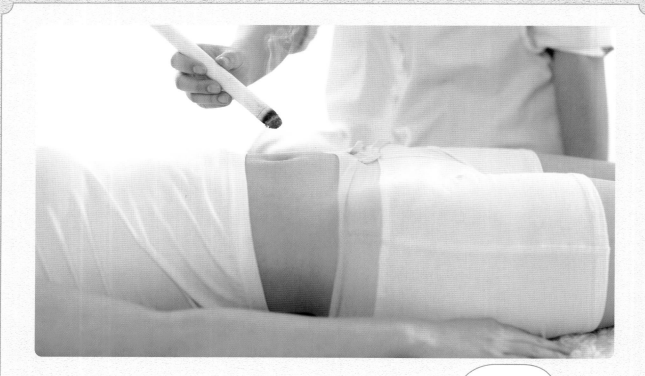

【了解盆腔炎】

首先我要恭喜你，自己用艾灸治愈了盆腔炎。也谢谢你给大家提供这么好的信息，使那些想治疗盆腔炎的女性们看到了治愈的希望。

盆腔炎，对于许多女性来说并不陌生，和阴道炎一样，盆腔炎是最为常见的妇科炎症，有急性与慢性之分。盆腔炎本身并不是什么疑难杂症，但其反复发作、难以痊愈这一点，着实让人烦恼不已。

了解盆腔炎症状，可以帮助提早发现病症，对于治疗效果非常有意义。盆腔炎是女性的常见病，炎症可局限于一个部位，也可几个部位同时发病。患病后不及时治疗对女性的危害是很大的，患病后会造成女性输卵管堵塞、不通，最终导致女性不孕的发生。

{单阿姨经验谈}

治疗盆腔炎不仅可以用艾灸，还可以用艾叶泡脚，艾灸期间最好不要有房事。本病是不孕症的常见病因，对于未生育的女性来说，预防本病尤为重要。预防本病首先要避免因计划外怀孕而造成的人工流产术，其次要在三期（月经期、妊娠期和产褥期）严禁性生活。

【盆腔炎症状表现】

1.急性盆腔炎症状：下腹隐痛、肌肉紧张、压痛及反跳痛，心率快、发热、阴道有大量脓性分泌物。病情严重时可有高热、头痛、寒战、食欲缺乏、大量黄色白带（有异味）、小腹胀痛、压痛、腰部酸痛等；有腹膜炎时出现恶心、腹胀、呕吐、腹泻等；有脓肿形成时，可有下腹包块及局部压迫刺激症状，出现排尿困难、尿频、尿痛、腹泻、排便困难等。

2.慢性盆腔炎：低热、易感疲劳、失眠、精神不振、周身不适、下腹部坠胀、疼痛及腰骶部酸痛，常在劳累时、性交后、月经前后加剧。月经失调，输卵管粘连、阻塞时会导致不孕症。

【盆腔炎艾灸取穴】

艾灸可以治愈盆腔炎，特别是宫寒或者寒性引起的慢性盆腔炎效果最好。我一般指导治疗盆腔炎都是告诉大家取穴关元穴、子宫穴、归来穴、三阴交穴、八髎穴，用四眼的艾灸盒艾灸时间不要低于30～60分钟，根据自己的适应程度，可以适当延长艾灸的时间。开始艾灸的人，对热都是很敏感的，这时，四眼艾灸盒里面可以插2根艾条，逐渐过渡到3根艾条，到适应的时候用4根艾条。艾灸一阶段后，就会适应了，人对热是有个适应过程的。肢体的穴位，比如足三里穴和三阴交穴可以用单眼艾灸盒同时艾灸，时间在10～20分钟。所以在购买单眼艾灸盒的时候，一般最低要买两个，可以双腿穴位同时艾灸，这样比较节省时间。

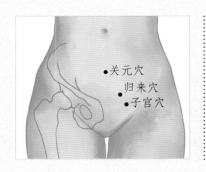

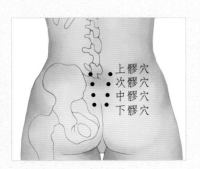

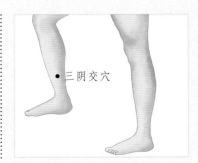

艾灸

灸除病灶再受孕

男子三八肾气平均，筋骨劲强，故真牙生而长极；四八筋骨隆盛，肌肉满壮；五八肾气衰，发堕齿槁

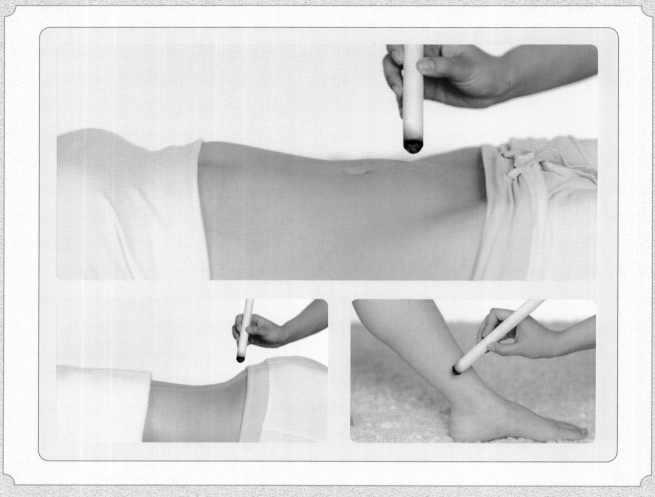

 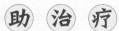 **辅 助 治 疗**

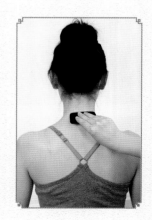

拔罐：主穴为归来穴、关元穴，配穴为三阴交穴、足三里穴、合谷穴。首先在选用的主穴处拔罐4～5个，配穴处拔罐4～6个，留罐时间为10～20分钟。

刮痧：在艾灸之前先刮痧，刮痧的部位以督脉为主，最好从大椎穴开始，顺着督脉下行直刮到长强结束，然后再从足太阳膀胱经的大杼开始往外刮，呈八字形，直刮到白环俞。每次每个部位用面刮法刮20分钟，每3天1次，在艾灸之前施行。

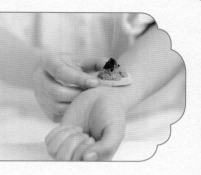

【附件炎】

艾灸取穴：中脘穴、关元穴、子宫穴、归来穴、八髎穴、足三里穴、三阴交穴。

灸法：腹部和腰骶部穴位，用四眼的艾灸盒艾灸，时间要控制在30～60分钟，根据自己的适应程度，可以适当延长艾灸时间。

男子之：八肾气平均，筋骨劲强，故真牙生而长极；四八筋骨隆盛，肌肉满壮；五八肾气衰，发堕齿槁

艾灸让我摆脱了附件炎的痛苦，终于可以轻松怀孕了

39网友

来自 **39健康网** www.39.net 39健康网网友的好孕分享！

　　几年前我曾做过人流手术，由于护理不周得了子宫附件炎，后来发现子宫内还有大面积积液，经期从来没准过，从前年开始更加严重，打过多次黄体酮，吃过很多中西药与补品，但也没能从根本上治愈。

　　在电视中偶然看到了关于艾灸的节目，特别是在网上看到您的一些艾灸文章后，决定放弃吃药来试试艾灸。刚开始的时候没什么太大的感觉，后来坚持一个星期后发现肚子好像没那么多肉了，月经推迟的时间也比以前缩短了40天。第二个月经期居然没有推迟，刚好30天，感觉很兴奋。第三个月没那么准了，迟了10天，第四个月迟了8天，不过也很开心了。

　　上个月突然觉得肚子疼，刚开始是手压就疼，后来变成不压也疼得睡不着觉，去医院做B超检查，检查结果显示，子宫附件炎已经好了，而且子宫内的积液也没有了，我太开心了！

　　医生说，肚脐下方疼跟妇科没什么关系，担心我怀孕所以建议我经期后再查。下个月我准备试孕了，感谢艾灸治好了我的子宫附件炎，感谢单阿姨！

　　如果你想了解更多附件炎的网友通过艾灸成功受孕的经历，请扫描这里的二维码，更多分享，更多惊喜。祝您早日拥有一个健康的艾灸宝宝！

艾灸让你不再承受附件炎的痛苦

【附件炎常见症状】

附件炎分为急性与慢性两种。

急性附件炎最常见的两大症状：发热与腹痛，发热可高达38℃以上，并可伴有寒战。腹痛多表现为下腹部双侧剧痛，按压疼痛加剧，有时一侧下腹较另一侧痛感更重。

慢性附件炎则无明显发热与腹痛，仅仅感觉到腰部酸胀或不适，或小腹坠胀和牵扯感，伴有白带增多、月经失调等症状，有时发生性交痛和痛经。症状时轻时重，一般在劳累、性交、月经后加重。病程长者有神经官能症，如精神不振、倦怠、周身不适、失眠等。

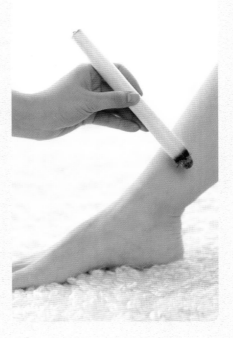

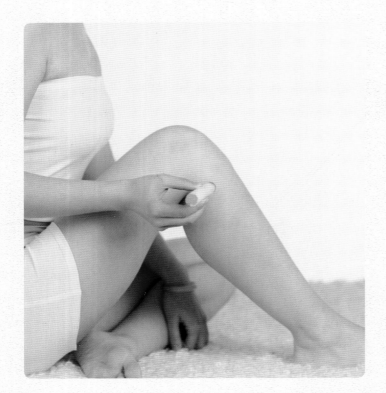

{单阿姨经验谈}

在女性的盆腔里，子宫处于核心地位，旁边的输卵管、卵巢被称为子宫的附件。因此，附件炎一般指输卵管和卵巢的炎症，常合并有宫旁结缔组织炎、盆腔腹膜炎。在盆腔器官炎症中，一般以输卵管炎最常见。

【附件炎常见病因】

1.长时间保持坐姿，血液循环不畅，影响子宫附件正常排毒而发生炎症。

2.常穿紧身裤，阴部不透气、排泄物积聚，上行诱发附件炎。

3.经期不注意卫生，如经期性交，或使用盆浴，病菌上行入侵内生殖器。

4.分娩或流产后，机体抵抗力下降，病原体经生殖道上行感染。

5.全身抵抗力下降时，身体其他部位感染，病原菌经血液传播而引起输卵管、卵巢炎症。

6.盆腔或输卵管邻近器官发生炎症，如阑尾炎、结肠炎，可通过直接蔓延引起输卵管卵巢炎、盆腔腹膜炎，炎症一般发生在邻近的一侧输卵管及卵巢。

7.性传播疾病，如淋病，感染后淋球菌可沿阴道黏膜向上直接蔓延，引起炎症。

8.宫内节育器广泛应用的同时，患者不注意个人卫生或手术操作不严格而引发。

9.未经严格消毒而进行的妇科手术操作，如人工流产术、清宫术、子宫输卵管造影、子宫颈物理治疗，以及消毒不严格的产科手术感染等。

【附件炎艾灸取穴】

我一般指导治疗附件炎都是告诉大家取穴中脘穴、关元穴、子宫穴、归来穴、八髎穴、足三里穴、三阴交穴。腹部和腰骶部穴位，用四眼的艾灸盒艾灸，时间最好控制在30～60分钟，根据自己的适应程度，可以适当延长艾灸的时间。开始艾灸的人，对热都是很敏感的，这时，四眼艾灸盒里面可以插2根艾条，逐渐过渡到3根艾条，到适应的时候用4根艾条。肢体的穴位，比如足三里穴和三阴交穴可以用单眼艾灸盒同时艾灸，时间在10～20分钟。

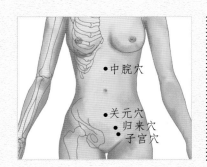
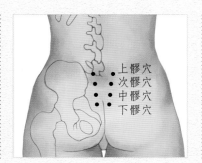
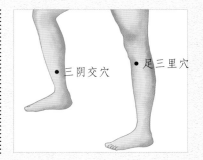

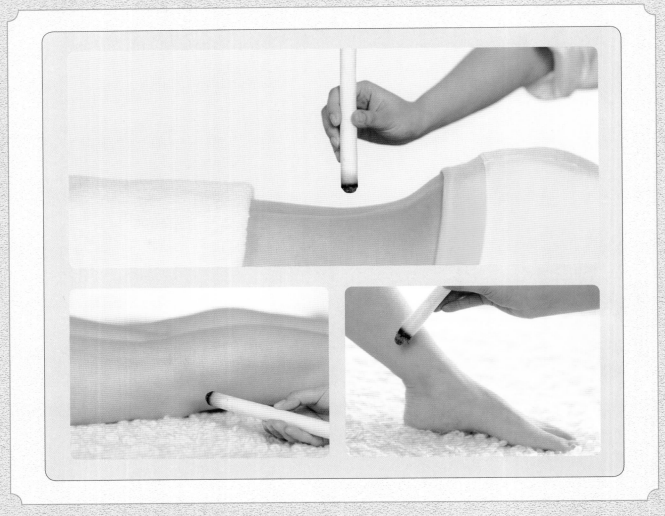

 补 充 治 疗

　　针对女性肚脐下方疼痛，在此单阿姨建议：在痛点艾灸，或在痛点按摩。我想你除了在阿是穴艾灸和按摩外，重点应放在足三里穴，对于肚腹的疼痛一定会有效果的。如果艾灸和按摩仍然没有解决腹痛，那么阿姨建议你去针灸，一定会手到病除了。精神一定要放松，记住紧张的心态也会导致不孕。

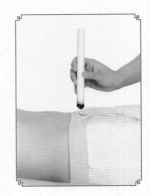

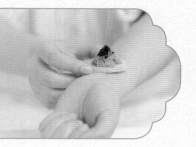

【外阴瘙痒】

艾灸取穴：关元穴、子宫穴、归来穴、横骨穴、八髎穴、三阴交穴。
灸法：温和灸，每天每处穴位灸40分钟，每天1次，长期坚持。

用艾灸治疗外阴瘙痒，我看到了希望

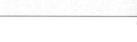
来自 39健康网 www.39.net 39健康网网友的好孕分享！

39网友

　　我有顽固的外阴瘙痒症。从1996年生女儿至今，什么办法都用尽了，一点效果都没有，有时检查是霉菌性阴道炎，有时检查又没有。总之，完全失去了信心治好这病。

　　直到姐姐买回了艾条和艾灸盒，我开始艾灸。最初几天，我用一个单罐直接对痒处灸，有种针刺的感觉，火辣辣地痒。30分钟后觉得舒服多了。这样灸了一个星期后，原来像豆腐渣一样的棕黄色分泌物渐渐少了，痒的频率也少了。后来我把刮痧和艾灸结合起来进行，灸后腰部暖暖的，很舒服。我期待着奇迹出现，再次感谢单阿姨，让我看到了希望。

　　如果你想了解更多慢性盆腔炎的网友通过艾灸成功治愈的经历，请扫描这里的二维码，更多分享，更多惊喜。祝您早日拥有一个健康的艾灸宝宝！

不让外阴瘙痒再骚扰你

　　外阴瘙痒是女性多见的疾病。外阴瘙痒和白带多其实是症状，引起症状的可能原因就很多了，我在这里不一一说明，归纳到一起都是阴道和宫颈的炎症所引起。

　　对于外阴瘙痒，我的建议是女性朋友先到医院做全面检查，确诊后用西医的方法先治疗，然后再采用艾灸法加强疗效，会很快痊愈。

【外阴瘙痒艾灸取穴】

　　对于外阴瘙痒、白带多、宫颈炎的艾灸，我建议选用温和灸。取清艾条点燃悬在关元穴、子宫穴、归来穴、横骨穴、八髎穴和三阴交穴这几个穴位上，以自己能承受的温度进行艾灸。每天每处穴位灸40分钟，每天1次，长期坚持。

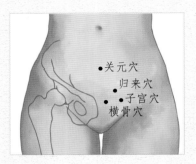
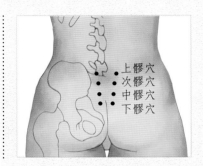
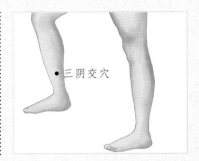

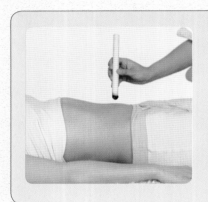
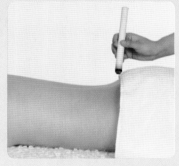
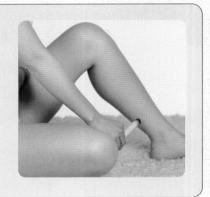

补 充 治 疗

　　我在这里推荐一款外用药方以加强疗效：蒲公英15克，金银花10克，野菊花10克，紫花地丁10克，天奎子10克，熬30分钟取汁外用。如果是阴道炎和宫颈炎，那就在每个月月经后用注射器（扔掉针头）吸取药液，下蹲后将其插入阴道口，注射冲洗。每天1次，连续用7天，炎症消退后再用一周即可，不可长期应用，以免破坏阴道和宫颈部位酸碱度，诱发其他疾病。外阴瘙痒的朋友可直接用药汁冲洗瘙痒部位。

【盆腔积液】

艾灸取穴：主穴中脘穴、关元穴、子宫穴、归来穴、八髎穴、足三里穴、三阴交穴。
灸法：腹部和腰部用四眼的艾灸盒艾灸时间不要低于30~60分钟。肢体穴位用单眼艾灸盒同时艾灸，时间在10~20分钟。

艾灸成功治好了盆腔积液，相信很快可以好孕

来自 **39健康网** www.39.net 39健康网网友的好孕分享！

39网友

　　我从今年四月份开始艾灸，一方面是为了治疗盆腔积液，一方面是为了备孕。刚开始也是抱着试试看的态度，觉得艾灸不会有什么。事实证明，艾灸真的能治病。前两天，准备怀孕，去医院监测排卵，顺便让医生看了看还有没有盆腔积液，一个医生告诉我不明显，另一个医生告诉我已经没了。以前做B超，都是医生告诉我有多大面积的盆腔积液，所以，我想我的盆腔积液可能是真的治好了。谢谢单阿姨告诉大家这么好的方法，虽然现在我还没有怀孕，但是我还在坚持艾灸，希望很快就有好消息告诉您。

　　如果你想了解更多盆腔积液的网友通过艾灸成功受孕的经历，请扫描这里的二维码，更多分享，更多惊喜。祝您早日拥有一个健康的艾灸宝宝！

【盆腔积液不再来】

【盆腔积液适合用艾灸治疗】

　　首先我要恭喜你，自己用艾灸治愈了盆腔积液。在我的博客里，网友反馈治疗盆腔积液、输卵管堵塞、卵巢囊肿、巧克力囊肿、输卵管积水的，还有妇科各种炎症的病例应该是最多的，用艾灸治疗的效果也是最好的。

　　艾灸治疗妇科疾病主要就是包起病灶施灸，在患处重点灸。很多网友说找不到穴位怎么办？我们艾灸主要是针对病灶部位的施灸，穴位的准确度并不重要，只要您知道您患的是什么疾病，病灶的位置在哪里？那么治疗疾病就很简单了，就是患处艾灸，病灶部位的艾灸。

【盆腔积液是怎么形成的】

盆腔积液也叫盆腔积水，是盆腔存在炎性渗出一般是由妇科炎症引起的。当发生炎症时内膜组织肿胀的细胞中会渗出略黏稠的液体，被周围组织包裹所渐渐形成的囊性包块。可分为生理性盆腔积液和病理性盆腔积液。

【盆腔积液症状表现】

1.患者往往因为盆腔积液表现出来的症状而感到不舒服，精神和脸色都不太好，部分患者还伴有严重的心理压力，身心受尽折磨。

2.影响生育。盆腔积液如果得不到及时有效治疗，会引起致病菌迅速扩散，盆腔积液面积扩大，并发输卵管炎疾病，使精子、卵子、受精卵正常运行受阻，影响生育。

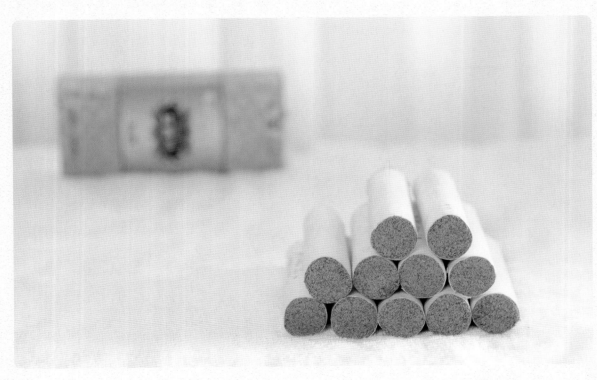

单桂敏

单桂敏灸除不孕不育

女子七岁肾气盛，齿更发长；二七而天癸至，任脉通，太冲脉盛，月事以时下，故有子

【盆腔积液艾灸取穴】

我一般指导治疗盆腔炎、盆腔积液、附件炎都是告诉大家取主穴中脘穴、关元穴、子宫穴、归来穴、八髎穴，把子宫包起来灸，同时艾灸配穴足三里穴、三阴交穴。灸足三里穴使自己的体质更加强壮，灸三阴交穴给自己的身体补充气血，把子宫包起来艾灸，有主穴和配穴，当你艾灸到你的子宫暖暖的、干净的、透明的、里面没有囊肿和积液的环境，输卵管也通畅了，我们还愁宝宝不来吗？条件成熟了，宝宝自然会来的。

腹部和腰骶部穴位，用四眼的艾灸盒艾灸时间不要低于0.5～1小时，根据自己的适应程度，可以适当延长艾灸时间。开始艾灸的人，对热都是很敏感的，这时，四眼艾灸盒里面可以插2根艾条，逐渐过渡到3根艾条，到适应的时候用4根艾条。都是艾灸一阶段后，就会适应了，人对热是有个适应过程的。肢体的穴位，比如足三里穴和三阴交穴可以用单眼艾灸盒同时艾灸，时间在10～20分钟。所以在购买单眼艾灸盒的时候，一般最低要买两个，可以双腿穴位同时取穴，这样比较节省时间。

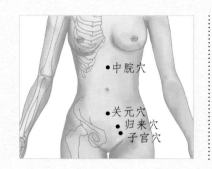

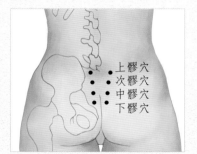

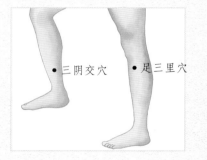

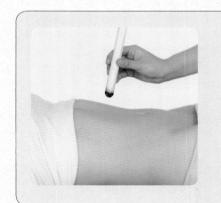

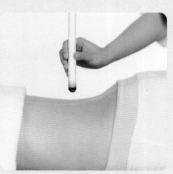

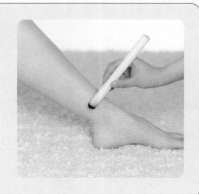

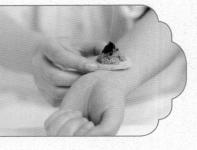

【慢性宫颈炎】

艾灸取穴：关元穴、子宫穴、八髎穴和三阴交穴。
灸法：用多眼艾灸盒在腹部大面积移动艾灸，主要在小腹部和后腰部，每天艾灸时间不低于（前、后）1个小时。

一个半月，艾灸治好了我的慢性宫颈炎。我怀孕了

来自 **39健康网** www.39.net 39健康网网友的好孕分享！

39网友

　　单阿姨，你好！我今年32岁，刚结婚，正在积极备孕中。前几天去医院检查确诊慢性宫颈炎。回来后，我查找中医书，得知艾灸正好能治疗这种病。

　　我在网上发现了单阿姨的博客，您说实践出真知，我就按您说的，哪儿疼灸哪儿，很舒服，虽然隔一夜之后还会反复，但每一次反复都是一种进步，治疗的过程是呈一种螺旋形上升的趋势。

　　第一次灸八髎穴时，奇酸、奇痒难忍，我就硬挺着，继续坚持。第二次灸八髎穴，觉得这种酸、痒走向了尾椎骨上，在那里冲啊冲的，那滋味真的很难受。第三次就是享受了，真的很舒服。差不多这三次期间我观察了白带，症状好了很多。坚持了一个半月，直到7月8日早上，早孕试纸测到强阳。发现怀孕后艾灸就暂停了，现在没有什么不良反应。感谢单阿姨！

　　如果你想了解更多慢性宫颈炎的网友通过艾灸成功受孕的经历，请扫描这里的二维码，更多分享，更多惊喜。祝您早日拥有一个健康的艾灸宝宝！

【慢性宫颈炎带来的烦恼

　　宫颈炎是育龄妇女的常见病，有急性和慢性两种。急性宫颈炎常与急性子宫内膜炎或急性阴道炎同时存在，但以慢性宫颈炎多见。主要表现为白带增多，呈黏稠的黏液或脓性黏液，有时可伴有血丝或夹有血丝。性生活过频或习惯性流产，分娩及人工流产术等可损伤宫颈，导致细菌侵袭而形成炎症所致。

外阴瘙痒和白带多其实是症状，引起症状的可能原因就很多了，我在这里就不一一说明，但是终归的原因都是阴道和宫颈的炎症。

对于这个病，我的建议是女性朋友先到医院做全面检查，是阴道滴虫的就按照阴道滴虫治疗，是霉菌性阴道炎的就按照霉菌性阴道炎的方法治。总之，先确诊再治疗。然后采用我的艾灸法加强疗效，会很快痊愈。中医把女性的生理归结为四大特征，经、带、胎、产，老话说"十女九带"，白带是女性特有的生理现象。也正是因为有了白带，宫颈炎症、阴道炎症都会引起女性的白带异常，少数疾病还引起外阴瘙痒。所以，通过白带可以了解女性生殖健康的反应。

艾灸能够补充人体的元阳、调节肾脏的功能，使人体阴阳重新趋于平衡，达到治疗疾病的效果，但是我们也不能迷信艾灸能驱除百病。试想下，如果体内有寄生虫，那需要多大的热量才能将它驱赶出来呢？那样的热量，人体早就没法承受了。但是艾灸由于有上述的作用，所以不失为上述疾病的最佳调理法。

对于外阴瘙痒、白带多、宫颈炎的艾灸，我选用的是温和灸。取清艾条点燃悬在关元穴、子宫穴、归来穴、横骨穴、八髎穴和三阴交穴这几个穴位上部，以自己能承受的温度进行艾灸。每天每处穴位灸40分钟，每天1次，长期坚持。

慢性宫颈炎可以用艾灸来调整

【哪里疼就灸哪里】

很多人患了慢性宫颈炎，使用艾灸的方法都已经痊愈。你主攻阿是穴是对的，哪儿疼灸哪儿，很舒服，虽然隔一夜之后还会反复，但每一次反复都是一种进步，治疗的过程是呈一种螺旋形上升的趋势，艾灸的过程不是一帆风顺的，会有反复，会有难受。但是每次反复和难受都预示着将来的好转。每次这样的反复就是给痊愈打基础。

其实艾灸很简单，你每天艾灸八髎穴，灸腰一小时（阿是穴，八髎穴，全部集中），腹部1小时（神阙穴，关元穴，子宫穴，归来穴等腹部大面积艾灸），足三里穴和三阴交穴可以用单眼艾灸盒灸15分钟左右。

【宫颈炎的典型症状】

急性宫颈炎症状：白带增多，呈黏液脓性，伴有腰酸及下腹部坠痛。常有下泌尿道症状，如尿急、尿频、尿痛。严重时可出现经量增多、经间期出血、性交后出血等症状。

慢性宫颈炎症状：白带增多、黏稠呈脓性、有时带有血丝或少量血液，也可有接触性出血。下腹或腰骶部疼痛，常有盆腔沉重感、痛经或月经不调，常于经期或性交时加重。

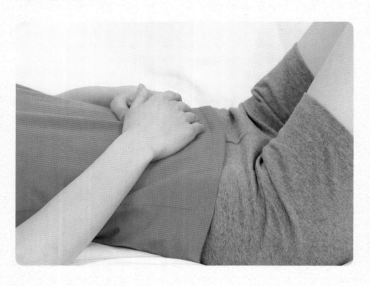

{单阿姨经验谈}

宫颈炎是育龄女性常见的一种妇科炎症。临床资料显示，有60%以上有过性生活的女性患有宫颈炎。宫颈炎分为急性宫颈炎和慢性宫颈炎两种。急性宫颈炎常伴随急性阴道炎、急性子宫内膜炎同时存在，慢性宫颈炎则有多种表现，如宫颈糜烂、宫颈肥大、宫颈息肉、宫颈腺体囊肿等。宫颈炎就像一颗定时炸弹，严重危害女性健康。

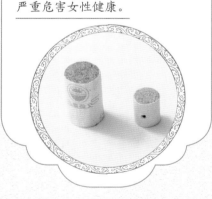

【宫颈炎的危害】

危害的具体表现	
导致不孕	炎症造成的白带黏稠、脓性，会不利于精子通过宫颈管，从而导致不孕
导致流产	因为宫颈炎会使组织变化，弹性下降，使产程不顺利，进而导致流产
影响性生活的质量	严重的宫颈炎会影响性生活的质量，会让女性在性生活过程中感到疼痛和不舒服，进而排斥性生活
诱发宫颈癌	据统计，有宫颈炎的妇女，宫颈癌发病率比没有宫颈炎的妇女高10倍

【慢性宫颈炎艾灸取穴】

治疗慢性宫颈炎艾灸关元穴、子宫穴、八髎穴和三阴交穴即可治疗宫颈炎。

方法：用多眼艾灸盒在腹部大面积移动艾灸，主要在小腹部和后腰部，每天艾灸时间不低于（前、后）1个小时。估计你不是很严重的宫颈炎应该在10天左右，就会看到很好的效果。

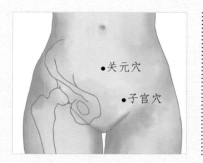

・关元穴

・子宫穴

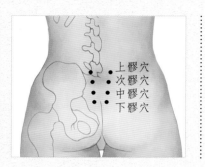

・上髎穴
・次髎穴
・中髎穴
・下髎穴

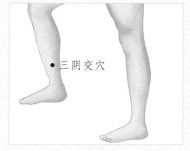

・三阴交穴

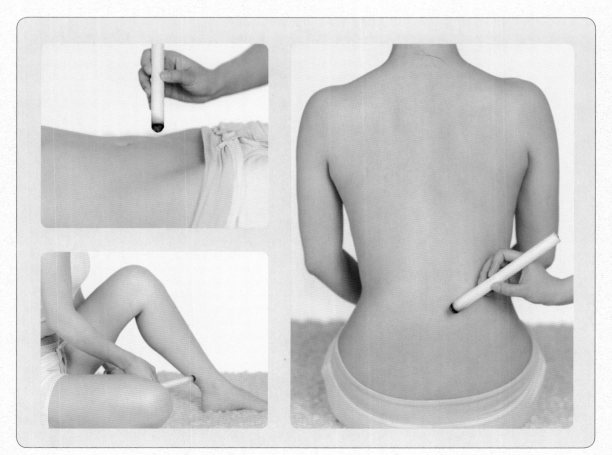

灸除病灶再受孕

男子三八肾气平均，筋骨劲强，故真牙生而长极；四八筋骨隆盛，肌肉满壮；五八肾气衰，发堕齿槁

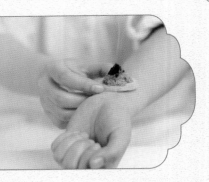

【子宫肌瘤】

艾灸取穴：关元穴、子宫穴、归来穴、三阴交穴、八髎穴。
灸法：用三眼艾灸盒移动艾灸关元穴、子宫穴、归来穴；用四罐艾灸罐艾灸八髎穴；手持艾条直接艾灸三阴交穴。灸腰腹部穴位至少30分钟，三阴交穴灸15～20分钟。

太激动了！艾灸让我的子宫肌瘤变小了

39网友

来自 **39健康网** www.39.net 39健康网网友的好孕分享！

　　单老师，您好！在一次偶然的机缘中我上了39博客健康网，知道了运用艾灸治疗子宫肌瘤。我当时子宫肌瘤大小已经达到4.5厘米×3.9厘米了，我不想等肌瘤长大后去医院切除。于是我按照您的方法尝试艾灸，同时每天早晚各推腹10分钟。刚开始的一段时间好像肌瘤没有变小，反而长大了一些，但我没有选择放弃，仍然坚持艾灸盒推腹，就这样坚持了一年。今天上午去医院做了阴道B超，当医生告诉我没有大的肌瘤，最大的只有1.0厘米×0.8厘米时，我激动得差点儿哭出来……现在，我想告诉和我一样患有子宫肌瘤的姐妹们，病不是一天两天得的，治疗也不会今天治明天好。大家要坚定信心坚持下去，加油！

　　如果你想了解更多子宫肌瘤的网友通过艾灸成功受孕的经历，请扫描这里的二维码，更多分享，更多惊喜。祝您早日拥有一个健康的艾灸宝宝！

█ 手术是最后的选择

【子宫肌瘤能灸下去吗】

　　经常有患者在博客上问我，单阿姨，我的子宫肌瘤能灸下去吗？我说，那要看你的瘤子有多大，假如直径是4厘米以下，若每天施灸，加上医院的治疗是有可能让它变小的。若你的子宫肌瘤大于4厘米，可先采用手术治疗，再配合艾灸来辅助调理。那样，可以减少肌瘤复发的概率。

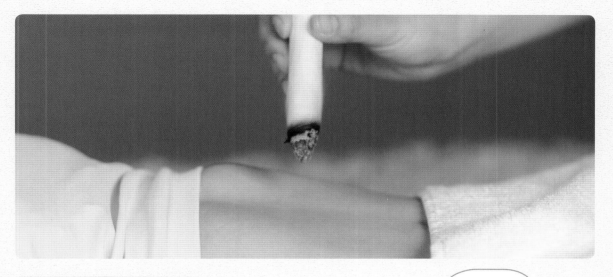

【为什么会长子宫肌瘤】

子宫肌瘤多半是因为体内存在寒湿所导致的。有的女性在月经、生产期受寒、受凉较多，时间久了，子宫里就会有症结。如果症状不太严重，艾灸疗法可以缓解或取出症结。

【艾灸前先做B超检查】

在此我提醒所有患有子宫肌瘤的朋友们，在准备用艾灸治疗子宫肌瘤的时候，先做个B超检查，以便可以对照疗效。

如果你已经坚持了每天的治疗，并且每天都很认真地做艾灸，每次坚持艾灸40～60分钟的话，这样1个月后，你再去做个B超，看看是否已经有缩小，如果有缩小的迹象，那么就证明你可以继续用这种方法治疗。艾灸治疗子宫肌瘤是个长期的过程，你不要期待几天或十几天子宫肌瘤就会奇迹般地消失，这个艾灸的过程也许是3个月，也许是半年，所以只要你已经下定决心来做这个治疗，那么你就要坚持下来。

{单阿姨经验谈}

有的病人用艾灸和针灸使子宫肌瘤消失，但是不等于疗效是百分之百。艾灸治疗子宫肌瘤，需要病人自己尝试治疗，也许适合您，疗效就很好。如果不适合您，当然效果欠佳。艾灸不是唯一的，它属于辅助治疗的一种治疗手段。

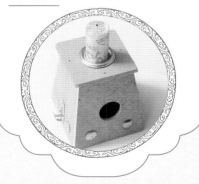

【子宫肌瘤艾灸取穴】

艾灸治疗子宫肌瘤取穴也是艾灸妇科常用穴：关元穴、子宫穴、归来穴、八髎穴、三阴交穴。

按照医生提示的肌瘤部位，用隔姜灸，每处3～5壮，选米粒大小艾绒，每天一次，这些都是我们艾灸的重点。

如果自己动手能力强的话，我建议得子宫肌瘤的患者在艾灸的基础上再进行针灸，这样见效会更快。而且有些人的子宫肌瘤有点太大了，如果用单纯的艾灸恐怕得需要很长时间。如果你将针灸和艾灸有效结合就会快很多。

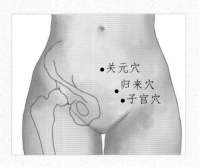

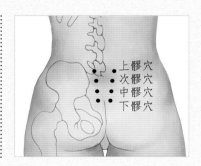

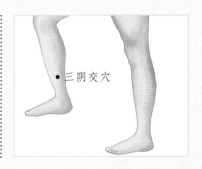

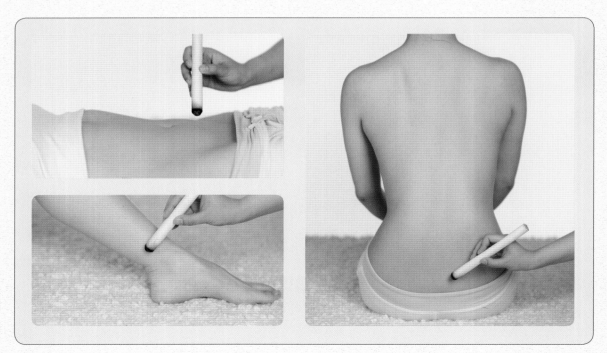

【子宫肌瘤针刺取穴】

针刺取穴子宫穴、曲骨穴、横骨穴。子宫穴斜刺0.8～1.0寸，曲骨穴和横骨穴均直刺0.6～0.8寸，以得气为度，留针15～20分钟。针刺隔日1次，10次为1个疗程。休息两天后继续治疗。

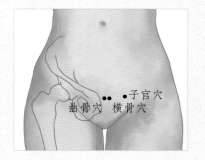

子宫穴
曲骨穴　横骨穴

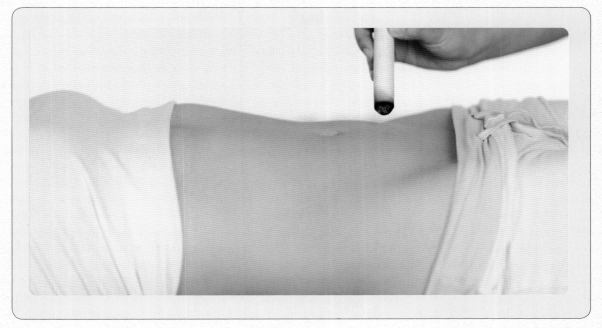

 辅 助 治 疗

因为总有女性朋友为子宫肌瘤苦恼，也总有人问我是不是要切除子宫的问题，我索性直接把治疗的方法写在博客上，以便更多的读者能够看得到。我也希望用我的疗法告诉那些患有子宫肌瘤的女性们，你们还有针灸的选择，实在不行，再去考虑手术治疗。

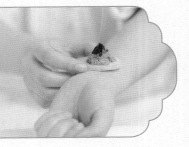

【宫颈息肉】

艾灸取穴：关元穴、子宫穴、归来穴、横骨穴、八髎穴、三阴交穴。
灸法：选定部位要用隔姜灸，每处3～5壮，选米粒大小艾绒，每天1次。

如果你也有宫颈息肉也来艾灸吧

来自 39健康网网友的好孕分享！

39网友

　　单老师我是暖晴，曾经几次咨询过您，在您的指导和鼓励下，经过几个月的艾灸见到了成效，现在向您汇报一下。今天单位体检，我的宫颈息肉已没有，B超检查盆腔积液也没有了，宫颈肥大和糜烂还有，还有两个加号的炎症，我想，既然能去掉一部分时间久了就都能去掉，我还会继续坚持艾灸。我把自己艾灸的结果写这里，希望大家也能有决心坚持艾灸治疗疾病。

　　单老师，由衷地谢谢您！

　　如果你想了解更多宫颈息肉的网友通过艾灸成功受孕的经历，请扫描这里的二维码，更多分享，更多惊喜。祝您早日拥有一个健康的艾灸宝宝！

【艾灸是宫颈息肉的克星

【做好长期艾灸的准备】

　　在篇首留言的那个患者按照我的方法进行了艾灸，大概几个月以后，她留言说见到了成效。在单位体检时，医生告诉她宫颈息肉已没有，B超检查盆腔也没有积液，但宫颈肥大还有两个加号的炎症。她说，既然已经有好转了，就证明艾灸效果非常的好，她要把艾灸继续坚持下去。其实我的博客中这样的文章很多，因为妇科病都是多种疾病掺杂在一起，所以很多方法都可通用，比如妇科病就有通用的穴位，我也提到过多次。既然子宫肌瘤都能用艾灸治疗，那我想用艾灸对付息肉应该比较容易些，但是需要长期坚持治疗。

【是什么原因导致宫颈息肉】

宫颈息肉发生的原因，一般认为系由于慢性炎症长期刺激，引起宫颈内膜的增生堆集，也常见到一小部分患者息肉发生于宫颈阴道部的鳞状上皮部位，此种类型的息肉一般没有较细的蒂，呈舌状突出，质地比较坚实，不易出血，表面被覆鳞状上皮，色泽与宫颈表面的颜色一致，呈粉红色。而起源于宫颈管黏膜的息肉，大多有一个细长的蒂，表面鲜红色，质软，极易出血。

息肉可单发，也可多发。多发性息肉往往蒂比较短，呈簇状堆集于宫颈口处。息肉的大小不一，小者直径仅几毫米，大者可达数厘米。

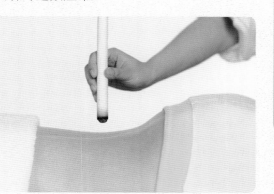

{单阿姨经验谈}

宫颈息肉如不及时治疗，可逐渐长大，阻塞宫颈口，引起不孕症，也可造成性交出血，或有血性白带。长期慢性炎症形成的宫颈息肉，有恶性病变的可能。所以对于宫颈息肉来讲，一定要及早地进行治疗。

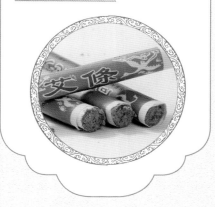

     治 疗 原 理

较小的息肉，常无自觉症状，息肉较大时，则容易出现血性白带和接触性出血。西医治疗息肉以手术切除为主；若伴发炎症，则以控制炎症为主；若出血，则以控制出血为主，但要是想达到治愈的程度却很难。

我们用艾灸的方法治疗这些疾病，主要是整体提高我们机体的免疫功能，我们不单纯地推荐哪儿痛治哪儿的原则，而是用对穴艾灸的方式提高正气。正气提高了，病邪就会不攻自破。

【宫颈息肉艾灸取穴】

　　艾灸治疗宫颈息肉，我推荐选择关元穴、子宫穴、归来穴、横骨穴、八髎穴和三阴交穴。以上选定部位要用隔姜灸，每处3～5壮，选米粒大小艾绒，每天1次。

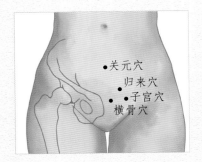

关元穴
归来穴
子宫穴
横骨穴

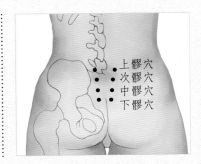

上髎穴
次髎穴
中髎穴
下髎穴

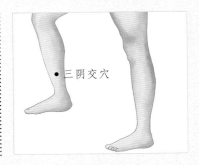

三阴交穴

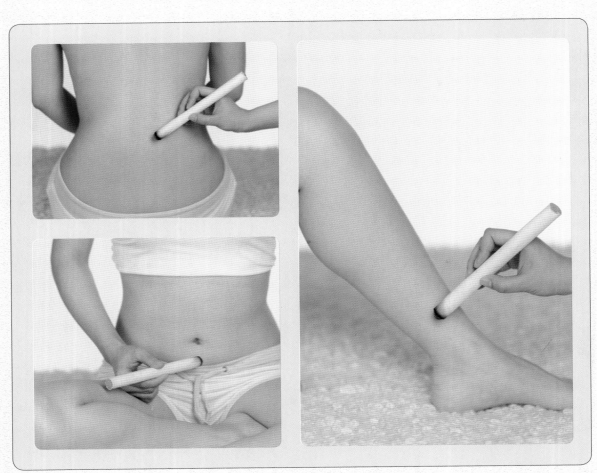

【卵巢囊肿】

艾灸取穴：气海穴、关元穴、中极穴、曲骨穴、带脉穴、归来穴、三阴交穴、足三里穴。

灸法：采用的是隔姜灸，选择米粒大小艾绒点燃，每次每穴5壮，每天1次。

感谢艾灸让我的卵巢囊肿缩小了

 来自39健康网 www.39.net 39健康网网友的好孕分享！

39网友

　　单阿姨，您好！我从小体质就不好，总是得病。从小就有神经官能症，总是休息不好。平时还特怕凉，前几年痛经得厉害，前些日子，总觉得肚子坠痛，到医院一查，诊断为良性卵巢囊肿：左侧附件区可见93毫米×72毫米×59毫米的囊肿。

　　后来我按照单阿姨的方法，采用隔姜灸，选择米粒大小艾绒点燃，灸气海穴、关元穴、中极穴、曲骨穴、带脉穴、归来穴、三阴交穴、足三里穴，这几个穴位，每次每穴5壮。3个月后肚子不疼了，去医院做检查，囊肿缩小了很多，我打算把艾灸一直坚持下去。

　　如果你想了解更多卵巢囊肿的网友通过艾灸成功受孕的经历，请扫描这里的二维码，更多分享，更多惊喜。祝您早日拥有一个健康的艾灸宝宝！

艾灸可以消除卵巢囊肿

【做好长期艾灸的准备】

　　其实这个患者的症状表现是典型的五脏功能都不强，还有严重的脾胃虚寒，神经调节能力也差，再加上肾的功能差才会得的卵巢囊肿。中医认为，囊肿等有形之物为痰的凝聚，所以治疗时要以强壮身体为主，兼以调经利水。

　　疾病就是在反反复复中痊愈的，只要你的方法用得对，即使有小小的反复（也不一定是反复，也有可能是排病反应），也不会扰乱人体康复的总体趋势。艾灸从根本增强了人体的阳气，阳气胜则人体康健，百邪不侵。

【卵巢囊肿临床表现】

我在这里把卵巢囊肿患者在初期易出现的4个表现归结下，如果有朋友具有下列的症状的，建议马上到医院进行检查。

序号	表现症状
1	腹围增粗、腹内肿物。多数是在早上偶然感觉到的，这时按自己腹部发现腹内有肿物
2	突然发生腹痛、腿痛，疼痛剧烈
3	月经紊乱
4	压迫症状。突然发生的呼吸困难，下肢水肿，排尿困难，小便急或大便不畅等现象

有些患者在艾灸后出现月经量增大，这是个好现象，这是随着月经的流量而排除体内的有毒物质。有人感觉虚，沾凉水就会手指痛，这些都在表示体内的寒湿之邪要通过体表排除。这时，大家要乘胜追击，才会大获全胜。

{单阿姨经验谈}

建议本病患者在艾灸之前再次确定自己所患疾病非恶性囊肿，方可进行艾灸治疗。如果为恶性囊肿，可要立即到医院行外科治疗，不可贻误病情。

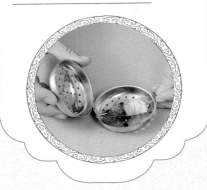

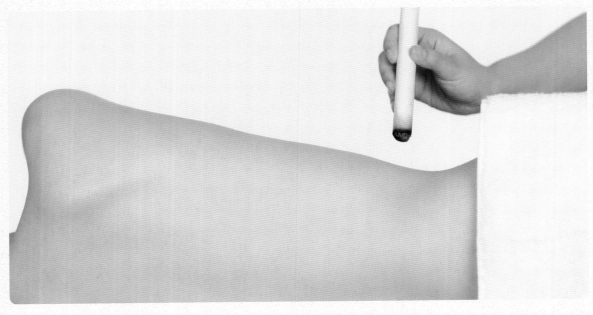

【卵巢囊肿艾灸取穴】

对于卵巢囊肿这个病，艾灸我选择气海穴、关元穴、中极穴、曲骨穴、带脉穴、归来穴、三阴交穴、足三里穴，这几个穴位，采用的是隔姜灸，选择米粒大小艾绒点燃，每次每穴5壮，每天1次。或者买2个单眼艾灸盒，可以用在肢体的足三里和三阴交使用，这样同时艾灸不耽搁时间；方四眼艾灸盒买1个可以在腹部的神阙，关元，子宫，归来或八髎穴等穴位做移动艾灸，当你感觉到热了的时候，可以移动到其他部位艾灸，腹部和八髎的艾灸时间不要低于40分钟。

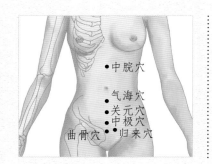

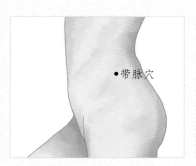

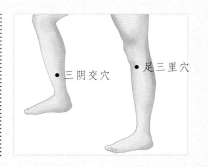

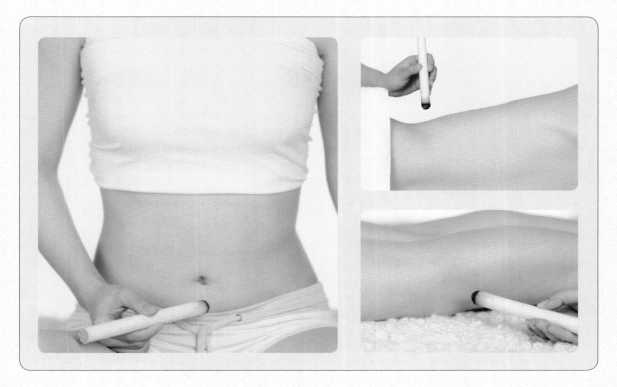

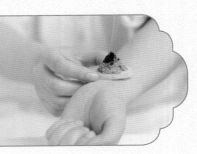

【功能性子宫出血】

艾灸取穴：取隐白穴、三阴交穴、中极穴、次髎穴、关元穴等穴。
灸法：取米粒大小艾绒，用隔姜灸，每穴灸7～10壮，每天1次。

我怀孕了！艾灸治好了我的功血

39网友

来自 **39健康网** www.39.net 39健康网网友的好孕分享！

　　因工作原因，我31岁才考虑要小孩，但2009年10月我不幸得了宫外孕，做完手术后一直去医院做理疗，中草药和中成药吃了不少，效果却不佳。2010年4月检查出得了功血，且吃无数药也没有效果。2010年6月无意中在网上看到您的博客，抱着试试看的态度按您的方法艾灸了，才灸了四天，功血就好了。第二个月还有一些反复，我又灸了一次就完全好了，真的让我非常意外，为了巩固病情，我一直坚持艾灸，每个月灸10多天，到9月我发现自己怀孕了，我们全家都非常高兴，感谢单阿姨，感谢艾灸的神奇！

　　如果你想了解更多功能性子宫出血的网友通过艾灸成功受孕的经历，请扫描这里的二维码，更多分享，更多惊喜。祝您早日拥有一个健康的艾灸宝宝！

【功能性子宫出血患者也能成功受孕

【灸走功能性子宫出血】

　　功能性子宫出血，是一种常见的妇科疾病，简称功血。是指经诊查后未发现有全身及生殖器官器质性病变的异常子宫出血。功能性子宫出血是由于内分泌功能失调，特别是卵巢功能失调而引起。功能性子宫出血在中医上被称为"崩漏"，症状为女性阴道大量流血或持续下血，淋漓不断。来势急，出血多者为"崩"；来势缓，出血少者为"漏"。在发病过程中，二者可互相转化。艾灸治疗功能性子宫出血效果很好，从古到今都有据可查。只要按照方法，坚持治疗，我想一定会有好的效果。

【功能性子宫出血艾灸治疗原理】

崩漏的发生机理，主要是由于冲任损伤，不能固摄，以致经血从照海穴非时妄行。素体阳盛，外感热邪，过食辛辣，致热伤冲任，迫血妄行；情志抑郁，肝郁化火，致藏血失常；七情内伤，气机不畅，或产后余血未净，淤血阻滞冲任，血不归经都可发为崩漏。本病病变涉及冲、任二脉及肝、脾、肾三脏，症候有虚有实。但是对于诸多原因的崩漏，治疗都以调节肝、脾、肾三脏功能和止血为主。

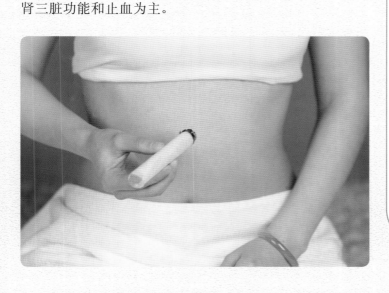

{单阿姨经验谈}

这里需要说明两点。一是艾灸虽然对本病效果很好，但需要在治疗之前确定自己是否是功能性子宫出血，也就是在专业医院的相关科室检查后诊断无子宫实质性病变的才可放心按照此方法治疗。二是如果出血量多、来势急的，也要先到医院进行救治，待病情稳定后方可施行此法。

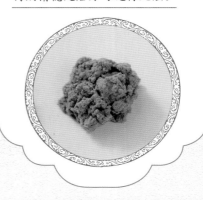

   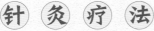

针 灸 疗 法

针灸治疗"功血"，主穴取气海穴、隐白穴、三阴交穴。对于发病急，出血量大，色深红或紫红，质黏稠夹有少量血块，小腹痛疼，患者头晕面赤，口干欲饮，便秘尿赤，舌红或紫黯或有淤斑，苔薄黄为主的血热、血淤证，采取"急则治其标"的清热凉血、活血化淤之法，加取大椎穴、曲池穴、太冲穴、血海穴、大敦穴等。

艾灸

灸除病灶再受孕

男子三八肾气平均，筋骨劲强，故真牙生而长极；四八筋骨隆盛，肌肉满壮；五八肾气衰，发堕齿槁

【功能性子宫出血艾灸取穴】

艾灸取隐白穴、三阴交穴、中极穴、次髎穴、关元穴。取米粒大小艾绒，用隔姜灸，每穴灸7～10壮，每天1次。

隐白穴为足太阴脾经穴位，为井穴，可启闭开窍，收敛止血。《针灸大成》中记载隐白穴治疗"妇人月事过时不止"；《保命集》云："崩漏症宜灸隐白穴。"灸关元穴，以补虚壮元，温中止血。

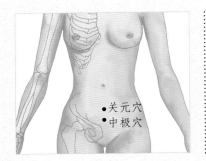

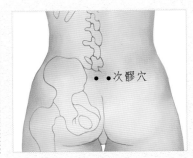

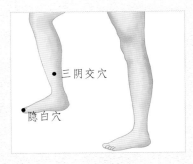

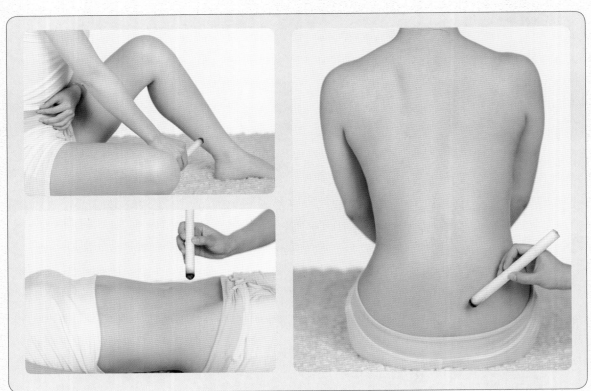

单桂敏灸除不孕不育

女子七岁肾气盛，齿更发长；二七而天癸至，任脉通，太冲脉盛，月事以时下，故有子

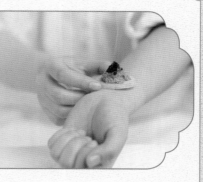

【阴道干涩】

艾灸取穴：涌泉穴、中极穴、关元穴。

灸法：用艾灸罐艾灸涌泉穴、中极穴和关元穴，一段艾条燃尽的时间，约1个小时。在晚间艾灸之前，最好先用艾叶泡脚20～30分钟。用手指按压或者用按摩棒按摩涌泉穴、中极穴和关元穴，每天坚持。

感谢艾灸让我尝到了幸福的滋味

39网友

来自 **39** 39健康网 www.39.net 39健康网网友的好孕分享！

　　我因为工作忙，生活不规律，最近一年阴道干涩，性欲降低。后来我按照您的方法用艾绒条熏脚底，每次熏15分钟以上，熏完之后觉得全身都热热的，而且晚上睡觉也香了，就这样我连续熏了5～6天，后来跟老公同房，有了一个惊人的发现，我的阴道竟然不干涩了。我通过您的博客才知道熏脚底的涌泉穴是补肾的，再加上我的情况是最近一年才有的，所以改善起来很明显。

　　感谢单阿姨让我有了久违的幸福，现在我和老公正在积极备孕，准备生一个艾灸宝宝。

　　如果你想了解更多阴道干涩的网友通过艾灸成功受孕的经历，请扫描这里的二维码，更多分享，更多惊喜。祝您早日拥有一个健康的艾灸宝宝！

【三个穴位灸走阴道干涩

　　女性到40岁左右，逐渐步入衰老的时期，这个时候雌激素处于下降的状态，会出现内分泌失调、月经不规律等各种妇科疾病，导致阴道分泌物减少，从而出现阴道干涩的症状。

　　有一位网友，她是按照我说的艾灸方法，早晚艾灸涌泉穴、中极穴和关元穴，坚持艾灸了一个星期，阴道干涩症状就有了明显的改善。

男子三八肾气平均，筋骨劲强，故真牙生而长极；四八筋骨隆盛，肌肉满壮；五八肾气衰，发堕齿槁

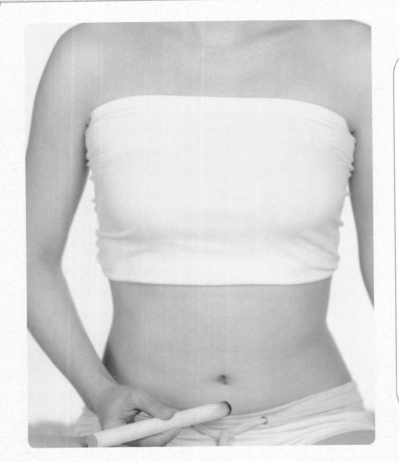

单桂敏灸除不孕不育

女子七七岁肾气盛，齿更发长；二七两天癸至，任脉通，太冲脉盛，月事以时下，故有子

{单阿姨经验谈}

有些患者不喜欢艾灸时产生的艾烟，那么大家可以用按摩棒点按涌泉穴、中极穴、关元穴，或者用手指点压这些穴位，这样用按摩的方法也能改善阴道干涩的状态，但是需要每天坚持按摩才会有一定的疗效。

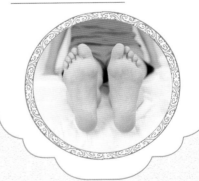

辅 助 疗 法

在这里，我还要建议患有阴道干涩的患者，在晚间艾灸之前，最好先用艾叶泡脚20～30分钟，然后再分别将小毛巾包裹好的艾灸罐，绑在涌泉穴、关元穴、中极穴上进行艾灸。一段艾炷大约可以燃烧1个小时，这样直接带着艾灸罐躺在床上或沙发上，既不影响治疗疾病也不影响看电视或看书。即使在艾灸治疗的过程中睡着了，也不会担心点燃的艾灸条掉落或烧到皮肤、衣物。

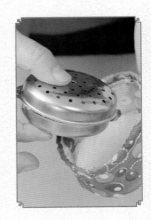

【阴道干涩艾灸取穴】

　　涌泉穴、中极穴和关元穴这三个穴位是常用的治疗穴位。在临床我也很喜欢用涌泉穴治疗肢体寒冷、神经衰弱、精力减退、失眠、高血压、晕眩、焦躁、糖尿病、过敏性鼻炎、更年期综合征、肾脏病等病症。涌泉穴在人体足底，位于足前部凹陷处第二、第三趾趾缝纹头端与足跟连线的前1/3处，是肾经的首穴。我国现存最早的医学著作《黄帝内经》中说："肾出于涌泉穴，涌泉穴者足心也。"意思是说：肾经之气犹如源泉之水，来源于足下，涌出灌溉周身四肢各处。所以，涌泉穴可以在人体养生、防病、治病、保健等方面显示出它的重要作用。涌泉穴集通经活络、调整气血、沟通脏腑、醒脑开窍于一穴，是人体主要保健穴位之一。

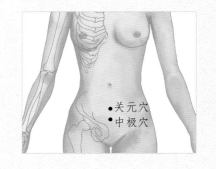

●关元穴
●中极穴

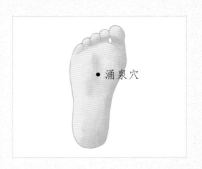

●涌泉穴

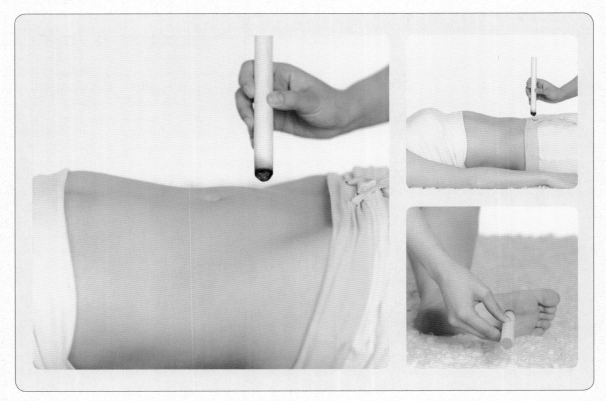

男子之八肾气平均、筋骨劲强、故真牙生而长极；四八筋骨隆盛、肌肉满壮；五八肾气衰、发堕齿槁

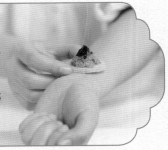

【月经过多】

艾灸取穴：关元穴、八髎穴、腰阳关穴、隐白穴、神阙穴、申脉穴、肾俞穴、命门穴、阳陵泉穴。

灸法：用直接灸或者隔姜灸，采用米粒大小艾绒点燃，每天每个穴位灸3～5壮，以灸出泡为好。

感谢艾灸帮我解除了月经过多的烦恼

来自 **39健康网** 39健康网网友的好孕分享！

39网友

近一年来，我每月的经期都要持续20多天。今年4月份去医院检查，医生说是月经不调，开了黄体酮片、雌激素片、桂枝茯苓胶囊来调理。要求月经后第七天开始吃，结果吃药期间有效果，但药一停又反复。后来我按单阿姨的方法进行艾灸，小腹灸30分钟，后腰灸20分钟，坚持了一段时间，月经基本恢复正常了。我现在心情好多了，真心感谢单阿姨帮我解除了烦恼。

如果你想了解更多月经过多的网友通过艾灸成功受孕的经历，请扫描这里的二维码，更多分享，更多惊喜。祝您早日拥有一个健康的艾灸宝宝！

【灸走月经过多顺利受孕

【月经过多常见原因】

月经过多是指月经周期基本正常，经量明显增多的女性月经病，也称"经水过多"。在这儿我先从西医的角度来总结下引起月经过多的原因：1.是由于雌激素分泌过多，或较长期刺激子宫内膜使其增生超过正常厚度，因此脱落时出血量增多。2.妇科的器质性病变引起。如子宫肌瘤、子宫息肉等。3.全身疾病。如白血病、再生障碍性贫血、血小板减少、恶性贫血、肝病、高血压等。4.精神因素。如劳累、产后、宫内节育器等也可以引起月经量多。5.有些患者子宫内膜的螺旋小动脉丰富，或血管脆性增强，也可引起。

单桂敏

单桂敏灸除不孕不育

女子七岁肾气盛，齿更发长；

二七而天癸至，任脉通，太冲脉盛，月事以时下，故有子

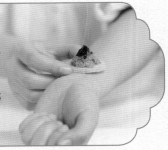

【月经过多艾灸治疗原理】

中医也把像河流决堤、崩泻而下的经血过多称为血崩，此属于大量的月经出血，为凶险之征兆，要到当地医院进行紧急救治并在排除生殖器炎症、肿瘤等妇科疾病后方可采用上述艾灸疗法。长期的月经过多和月经先期（月经提前七天以上）也可导致贫血发生。

我对于月经先期这个病的艾灸治疗，关元穴是必选的穴位。看过我前面文章的朋友可能会猜到是什么原因。关元穴能增强人体的元阳，进而增加人体的元气，人体的元气足了，气发挥它摄血的作用，那么也就能止住过多的月经了。而另一方面，元气足，抵抗力就足，人体对自身功能的调节能力也提高，疾病痊愈得也相对较快。

如果女性朋友真的担心出现瘢痕而影响美观，我推荐一种温和灸法。这种温和灸法要比常规的效力大、灸得的重些。就是取清艾条点燃后，悬于要施灸穴位上1.5厘米处，每次悬灸15～20分钟，以烤到穴位周围皮色转红且有烫感忍受不住为止。出血不止的也可以每日艾灸双侧隐白穴3～4次，艾灸此穴止血效果明显。待出血停止后可再继续灸1～2天，以巩固疗效。

{单阿姨经验谈}

我在此处提到的艾灸治法是对于排除了全身疾病、全身器质性病变及宫内节育器的原因后，单纯的月经过多，此为中医所说的月经病中的一种。因此在往下看治疗方法之前，请先到专业医院排除上述的病因。

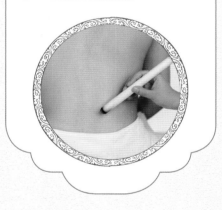

     中 药 疗 法

治疗月经过多的方法虽多，中药也是一种选择，但应用不当也会有一定的不良反应。我希望大家在应用中药之前一定要到正规的中医院去开药方，而不要根据别人的经验自己弄。中医毕竟是讲究辨证论治的，望闻问切也必须要本人亲到才能施行。

【月经过多艾灸取穴】

中医认为月经过多和月经先期的病因一致，都是由于气不摄血、血热动血、淤滞胞脉、痰湿凝结照海穴这四个原因。所以我对于这两个病的治疗方法也是一致的，按照4种方法来治疗。灸法选用直接灸或者隔姜灸，采用米粒大小艾绒点燃，每天每个穴位灸3～5壮，以灸出泡为好。

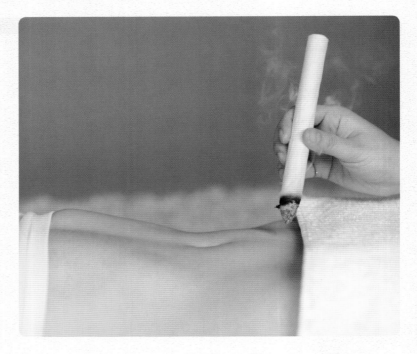

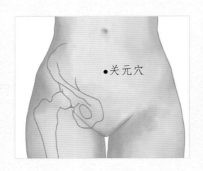

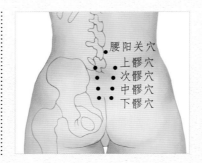

方法一：月经色淡红，质清稀，面色无华，容易心慌，气短懒言的属于气不摄血，治疗应该以补气摄血为主。艾灸以关元穴、八髎穴和腰阳关穴为主。

方法二：月经色鲜红或深红，质黏稠或有小血块，心烦口渴，尿黄便结属于血热动血型，应以清热凉血调血为主。艾灸关元穴、隐白穴。

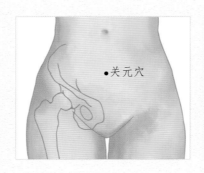

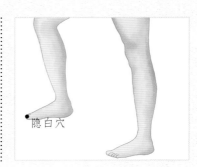

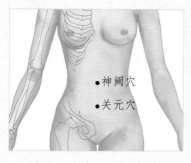

神阙穴
关元穴

方法三：经血紫黑，夹有血块，小腹刺痛的属于淤滞胞脉证，要以活血调经为主，艾灸应选关元穴、神阙穴。

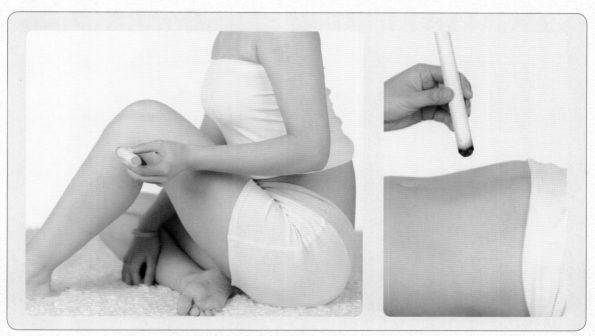

方法四：月经质黏稠，形体肥胖，胸闷泛恶，食少多痰，头身困重，带下多的属于痰湿凝结照海穴，治疗应以祛痰燥湿为原则。艾灸关元穴、申脉穴、肾俞穴、命门穴、阳陵泉穴。

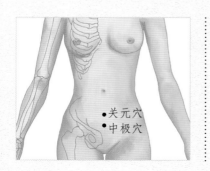

关元穴
中极穴

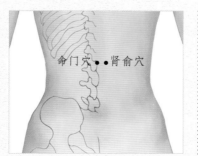

命门穴　肾俞穴

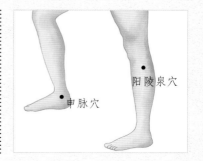

阳陵泉穴
申脉穴

【月经过少】

血虚型：膻中穴、关元穴、子宫穴、内关穴、涌泉穴。
肾虚型：八髎穴、归来穴、三阴交穴。
血寒型：关元穴、八髎穴、三阴交穴、足三里穴。
气滞型：关元穴、命门穴、肩井穴、太冲穴。

通过艾灸治疗后，月经终于正常了

 39网友

来自 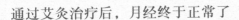 39健康网网友的好孕分享！

我从很久以前月经就不正常，有时50～60天才来一次，间隔时间长，而且月经最开始的2～3天，月经量很少，呈巧克力色，中间3～4天量和颜色才正常，后面的2～3天又变得很少，呈巧克力色。

后来我用单阿姨的方法开始艾灸，大概到2010年3月的时候，我的月经就基本上正常了，两次月经间隔一般都在28～35天，恢复了正常的经期。现在我可以安心要宝宝了，感谢单阿姨。

如果你想了解更多月经过少的网友通过艾灸成功受孕的经历，请扫描这里的二维码，更多分享，更多惊喜。祝您早日拥有一个健康的艾灸宝宝！

艾灸治疗月经过少成功怀孕

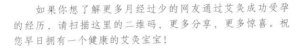

我想几乎每个女性在年轻的时候都会有月经不调的经历吧。我的女儿小时候也是这样，每当她肚子疼的时候，我就给她做艾灸。后来她在月经的时候也就不再肚子疼。她们班上好多女同学也都是用我的办法治好的。

月经过少，或在艾灸的过程中会有月经延迟或月经过少的状态，这些都不要着急，要给身体一个时间，一个调整的时间，只要坚持艾灸，慢慢都会改善的。一个闭经4～5年的女孩，坚持艾灸一年半的时间来月经了。

当我们的身体出现了问题，有的疾病好调理，也许是几天，十几天就调理正常了，而有的人疾病需要调理很久。所以用艾灸治疗疾病，坚持就显得非常重要。

【月经过少艾灸治疗原理】

月经过少，常由久病失血或产后耗伤精血，或脾虚营血虚少；或先天不足、多产房劳耗伤肾精，肾虚冲任未充；或月经期过食生冷或感受寒冷，血为寒凝；精神抑郁，情志不畅，气滞血淤等引起。

对于月经后期及月经量少，我在艾灸时是采用分型治疗的。有血虚、肾虚、血寒、气滞共四型。

我之所以一口气写了四个证型就是为了大家能够把自己的表现对号入座，有针对性地治疗。但是对于月经后期和量少的女性最主要的还是调整好心态，避免过多精神压力，有规律地生活，还要注意饮食，不要吃寒冷的食物，慢慢调整。

曾经有一个年轻的患者因为月经后期咨询我，她的月经延期到两三个月来一次。据她说曾经在两年前做过流产，因当时感冒严重吃药了，见红了才去做的人流。之后就一直月经延期，不但两三个月来一次，而且量也很少，经血色发乌。她冬天特别怕冷，有时睡醒后觉得全身疼痛。现在想要孩子了，问我这样的情况能不能要孩子，月经后期能不能通过艾灸治疗？

看到这儿，我们都不难判断出她这就是典型的血寒型月经延期，而且很严重。估计是在流产之后没有保护好，受到了寒邪的侵袭。我嘱咐她在关元穴、八髎穴、三阴交穴、足三里穴几个穴位用米粒大艾绒直接灸，每处3～5壮，每天1次，进行7天后休息3天。在半年后，她给我打电话，说月经已经基本正常，去医院做子宫和激素检查都没问题，终于可以放心要孩子了。我劝她不要着急，再等半年再去检查，那时一切正常再要孩子也不迟。

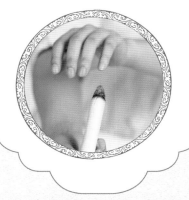

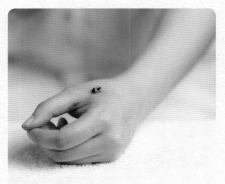

艾灸

灸除病灶再受孕

男子二八肾气平均，筋骨劲强，故真牙生而长极；三八肾气平均，筋骨劲强，肌肉满壮；五八肾气衰，发堕齿槁；四八筋骨隆盛，肌肉满壮；

【月经过少艾灸取穴】

　　对于月经后期及月经量少，我在艾灸时是采用分型治疗的。有血虚、肾虚、血寒、气滞共四型。

　　血虚型：月经时间错后，量少色淡、清稀，伴有眩晕、失眠、心慌，面色苍白，神疲乏力的属于血虚型月经不调。艾灸治疗选膻中穴、关元穴、子宫穴、内关穴、涌泉穴5穴。在腹部膻中穴、关元穴、子宫穴、内关穴用隔姜灸或温和灸。涌泉穴可以用单眼艾灸盒每处灸20分钟，每天1次。

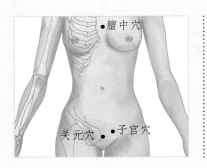 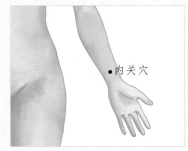 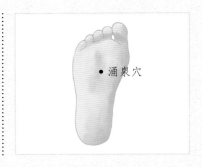

　　艾灸涌泉穴的时候，很多人是上班族，没有时间，我建议，您可以边睡觉边艾灸，这种方法很方便，而且脚底下暖暖的还有助于睡眠。

　　肾虚型：有些患者经期延后、月经初潮来得较迟的，如果再加上月经量较少，伴有腰酸背痛的属于肾虚的月经不调。应该从补肾养血入手，艾灸要选八髎穴、归来穴、三阴交穴此三个穴位。在小腹部用隔姜灸或温和灸，每个穴位每天艾灸1次，每次以20分钟为好。

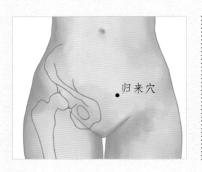 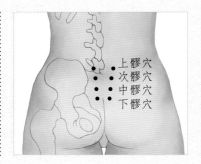 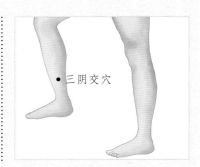

血寒型：血寒型的其实很好判断，如果在月经周期延后、量少色暗、有块的基础上还伴有小腹冷痛，喜温喜按，得热则减就属于这个类型的月经不调了。治宜温经散寒调经。艾灸选穴：关元穴、八髎穴、三阴交穴、足三里穴。在这四个穴位采用隔姜灸，每个穴位20分钟，每天2次。

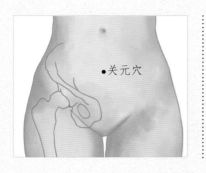

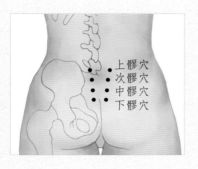

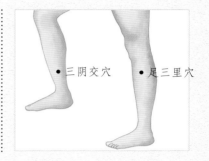

气滞型：月经周期延后、量少色暗有块、排出不畅的，再加上伴有小腹胀痛，乳胀胁痛，精神抑郁，就属于气滞型的月经不调。治疗药以行气活血为主。取关元穴、命门穴、肩井穴、太冲穴，肩井穴和太冲穴可用清艾条温和灸，关元穴、命门穴可用三眼艾灸盒施灸，也可以用清艾条温和灸。以上穴位每天艾灸1次，每次15分钟，灸的时候如果出现打嗝或者排气则为最好。

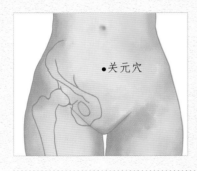

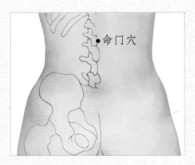

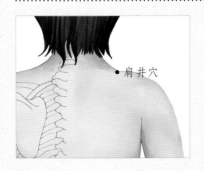

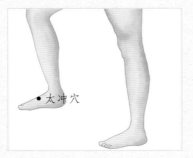

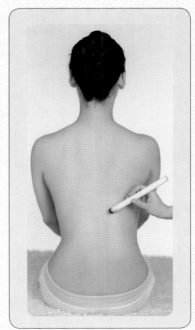

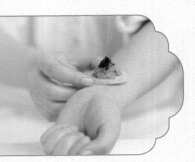

【闭经】

艾灸取穴：肾俞穴、阴交穴、三阴交穴、膈俞穴、血海穴。

灸法：采用温灸法。单眼艾灸盒或单罐艾灸罐可以艾灸肢体部的穴位，四眼和六眼的艾灸盒或四罐和六罐艾灸罐可以艾灸腰腹部。

艾灸腰腹部的总体时间为30～40分钟，肢体部位艾灸15～20分钟。

调理产后闭经，艾灸十分有效

39网友

来自 39健康网网友的好孕分享！

　　我是在生完孩子后7个月才来的月经，开始月经基本正常，但是持续了半年就开始闭经了，一直到现在。经过系统地检查，诊断出我的雌激素水平低，一侧卵巢略小。去看了中医，医生说属于阴虚内热、气滞血淤型闭经。曾经用过黄体酮，但是没有效果。也看过很多医生，长年服用中药，服药期间也是一年只来1～2次月经。

　　后来看了单阿姨的博客，于是在家自己做艾灸，只是简单地艾灸了关元穴、三阴交、气海穴等穴位，仅仅两个月效果就很明显。我会继续坚持艾灸，有好消息第一时间跟阿姨汇报。

　　如果你想了解更多闭经的网友通过艾灸成功受孕的经历，请扫描这里的二维码，更多分享，更多惊喜。祝您早日拥有一个健康的艾灸宝宝！

艾灸让闭经不再出现

【闭经类型】

　　中医解读闭经，中医将闭经称为经闭，闭经的原因多由先天不足，体弱多病，或多产房劳，肾气不足，精亏血少；大病、久病、产后失血，或脾虚生化不足，冲任血少；情态失调，精神过度紧张，或受刺激，气血淤滞不行；肥胖之人，多痰多湿，痰湿阻滞冲任等引起。闭经的症状常见证型有：①肾虚精亏型闭经。②气血虚弱型闭经。

【闭经艾灸取穴】

　　总体来讲，艾灸时对于取穴的要求并不是十分严格的，把握好主要的几个穴位就可以了。这位朋友闭经类型是阴虚型，这种类型闭经多由于房劳不节、多产久病；或出血过多，忧思伤脾，致使脾肾生理功能减弱，阴血耗伤过甚，因而血源枯竭而致血枯闭经。并且她属于脾肾两虚的患者，症状是月经过期不来，常伴有形体消瘦，皮肤干燥，嘴唇颜色淡，精神倦怠，有疲劳感，有时会出现低热、盗汗、头晕、心悸、脉细无力等症状。

　　对于这类闭经的治疗原则就是补益肾气，通调冲任。艾灸宜选取冲脉、任脉、足太阳经上的穴位。具体可以选择肾俞穴、阴交穴、三阴交穴、膈俞穴、血海穴。在这些穴位用温灸法。这几个穴位可不是随便选的，每一个都有特别的用意。艾灸肾俞穴可以补益肾精，阴交穴是冲脉任脉之会穴，艾灸阴交穴可以通调冲任，配三阴交穴统调经脉以行气血，加膈俞穴、血海穴以补血。

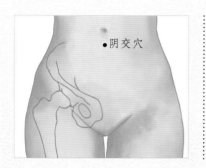

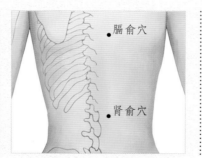

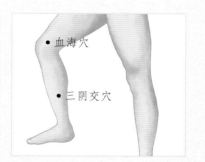

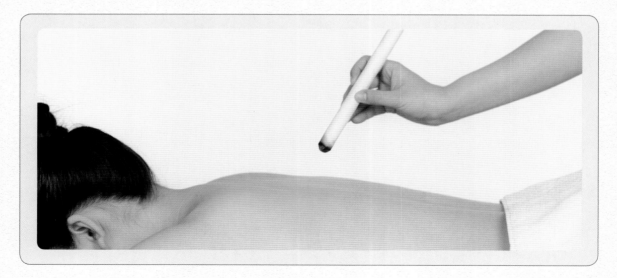

【闭经艾灸注意事项】

如果在天气温暖，可以开窗的季节，我建议最好还是使用艾灸盒来艾灸，因为艾灸盒可以直接对准皮肤和穴位施灸，效果会好一些。冬季天气寒冷，不能开窗，也不能暴露皮肤施灸，最好使用艾灸罐艾灸。可以使用两个单眼艾灸盒、一个方四眼艾灸盒或六眼艾灸盒。单眼的艾灸可以艾灸肢体的足三里穴和三阴交穴，四眼的和六眼的艾灸盒可以艾灸腰腹部；如果使用艾灸罐，可以买两个单罐艾灸罐、一个四罐或六罐艾灸罐，单罐可以艾灸足三里穴和三阴交穴，四罐和六罐可以艾灸腰腹部。腰腹部艾灸总体时间为30～40分钟，肢体可以艾灸15～20分钟。

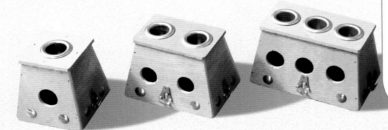

{单阿姨经验谈}

我想告诉那些想艾灸的朋友们，有病不可怕，关键是要自己先实践、先操作，慢慢总结经验。这些才是最重要的。当然我们在治疗疾病的时候，每个人的体会和感受都会不同，疗效的快和慢也是因人而异的，不一定所有的人用艾灸都会有神奇的疗效。今天说这件事，就是要告诉大家，您可以试一试艾灸，如果不亲自尝试，有可能就真的失去了治愈的机会。

辅 助 疗 法

除了用艾灸的方法以外，我们还可以选择用拔罐或刮痧的方法，但最好根据上述治疗原则进行。刮痧一般选择八髎穴刮痧即可。拔罐取穴主要取血海穴、三阴交穴、足三里穴、地机穴、丰隆穴等穴。艾灸、拔罐和刮痧都是百姓在家就可以进行的治疗项目，且效果很好，可以试一试上述方法，也许会有意想不到的疗效。

【痛经】

艾灸取穴：关元穴、子宫穴、归来穴、八髎穴、三阴交穴。

灸法：腹部和腰部的穴位，每天艾灸不低于30分钟，三阴交穴可以艾灸10～15分钟，以后你自己可以根据你自己的适应程度而决定是否要增加时间。

艾灸让我的经期不再痛苦，我准备要宝宝了

 39网友

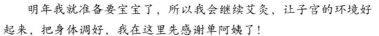 来自 **39健康网** 39健康网网友的好孕分享！

　　我在一年前生过一次很大的气，之后出现了痛经、乳房胀痛、便秘等症状，皮肤也变得很差，手脚发凉、怕冷，膝盖疼痛。今年一直在网上搜索治病的良方，偶然发现了单阿姨的博客，于是我就按照您的方法开始艾灸。艾灸两个月后，不仅痛经基本消失了，而且其他症状也改善了很多。

　　明年我就准备要宝宝了，所以我会继续艾灸，让子宫的环境好起来，把身体调好，我在这里先感谢单阿姨了！

　　如果你想了解更多痛经的网友通过艾灸成功受孕的经历，请扫描这里的二维码，更多分享，更多惊喜。祝您早日拥有一个健康的艾灸宝宝！

【艾灸治疗痛经最有效

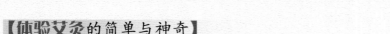

【体验艾灸的简单与神奇】

　　二月份我在北京的时候，一个女孩到我这里来针灸，告诉我她的痛经就是用我的方法治好的。她说："原来她痛经非常严重，每次来月经最少要休息1～2天，不能工作。看到我的博客后，开始艾灸，艾灸10余天，在这次来月经的时候就已经不是很痛了，可以坚持上班了。到了下一月的月经期已经基本不痛了。同事们还很惊奇地问她"为什么不请假了，是痛经好了吗？"她说就是用我介绍的方法治愈的，并把我的博客介绍给了大家。

艾灸

灸除病灶再受孕

男子三八肾气平均，筋骨劲强，肌肉满壮；五八肾气衰，发堕齿槁；肾脏虚，四八筋骨隆盛……

133

【痛经的分类】

痛经可分为原发性痛经和继发性痛经。原发性痛经是周期性月经期痛但没有器质性疾病，而继发性痛经常见于内异症、肌瘤、盆腔炎症性疾病、子宫腺肌病、子宫内膜息肉和月经流出道梗阻。因此，继发性痛经常伴有其他妇科症状，如性交困难、排尿困难、异常出血、子宫肌瘤或不孕。

原发性痛经原因多数是恣食生冷、经期涉水、淋雨、精神紧张、营养不良、过度疲劳等生活因素而起。

【治疗痛经须循序渐进】

痛经的话题在我的博客里面属于老生常谈了，可是有很多家长也许刚刚看到我的博客，还不知道如何给孩子治疗。治疗痛经不是一天两天的事情，如果你怕孩子邻近高考的时候孩子来月经，那么你就从现在开始给孩子治疗，也许到高考的时候会有缓解。

{单阿姨经验谈}

艾灸可以活血化淤，舒筋通络，温经散寒。早入手治疗，会缓解一些临场症状的发生。

艾灸后，可以喝红糖、生姜和大枣水，这些综合的方法，都会有效控制痛经的发生。

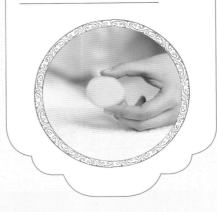

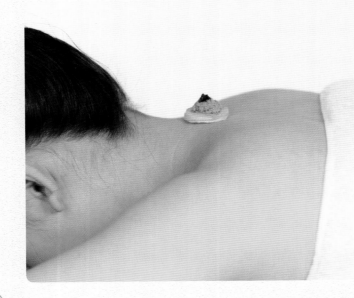

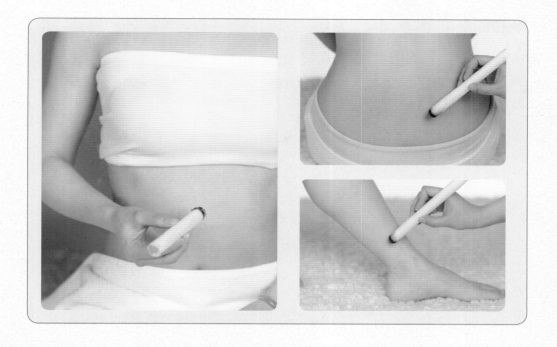

【痛经艾灸取穴】

　　我的方法还是用艾灸来治疗，这个方法安全有效，不良反应少，很多人用这种方法治愈了自己的痛经。

　　艾灸治疗痛经取穴：关元穴、子宫穴、归来穴、八髎穴、三阴交穴。腹部和腰部的穴位，每天艾灸不低于30分钟，三阴交穴可以艾灸10～15分钟，以后你自己可以根据你自己的适应程度而决定是否要增加时间。如果胃肠不好，可以加中脘穴、天枢穴、足三里穴。

　　经前或行经时小腹冷痛，喜热喜按，得热痛减，畏寒便溏，中医认为属于寒凝血淤型，可用艾条灸下腹部及上述穴位，一天一次，每次20～30分钟，有温经止痛的作用。

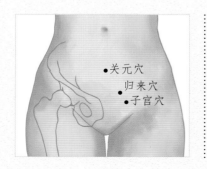

关元穴
归来穴
子宫穴

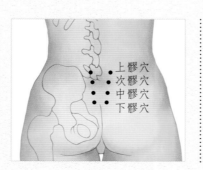

上髎穴
次髎穴
中髎穴
下髎穴

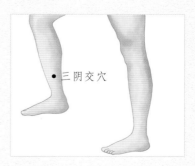

三阴交穴

【子宫内膜异位症】

艾灸取穴：中脘穴、神阙穴、关元穴、子宫穴、归来穴、八髎穴、足三里穴、三阴交穴。

灸法：这些穴位可以分开来艾灸，腹部和腰部的穴位，每天艾灸不低于30分钟，三阴交穴可以艾灸10～15分钟。

艾灸治好了我的子宫内膜异位症，让我不再痛苦

39网友

来自 **39健康网** www.39.net 39健康网网友的好孕分享！

　　2008年3月我剖宫产下一女，2010年3月意外怀孕，做了药流。2010年7月，发现得了子宫内膜异位症。后来症状也越来越严重，一个月痛经半个月，月经量也越来越少。

　　后来我通过您的博客了解了艾灸，在家灸了十几天左右，我发现艾灸真的可以缓解我的疼痛，于是更坚定了我的信心，我坚持每天艾灸，症状逐渐好转，月经也正常了。我太了解子宫内膜异位症带来的痛苦了，真的很希望姐妹们，都能圆了自己的求子梦，从而真正从病痛中走出来。最后我想说：单阿姨，真的很谢谢您！

　　如果你想了解更多子宫内膜异位症的网友通过艾灸成功受孕的经历，请扫描这里的二维码，更多分享，更多惊喜。祝您早日拥有一个健康的艾灸宝宝！

【让艾灸帮你解除子宫内膜异位症的痛苦

【子宫内膜异位症易导致女性不孕】

　　子宫内膜异位症是激素依赖性疾病，因此主要见于育龄妇女。近年来，其发病率越来越高，已成为妇科常见病。育龄妇女中的发病率约为10%，然而，由于它与不孕和盆腔痛的关系，在这些女性人群中，其患病率明显要高。据报道，其患病率不孕症妇女为25%～35%，盆腔痛的妇女达39%～59%。而内异症患者50%的病人有明显的痛经，30%并发不孕，严重地影响中青年妇女的健康和生活质量。

【子宫内膜异位症症状表现】

子宫内膜异位症造成的后果是很可怕的，经期剧烈的疼痛，严重者甚至会造成不孕，从而破坏家庭的和睦。流产或者剖宫产、经血逆流、多次生产，日常生活中在饮食方面不注意，总是吃一些辛辣的、刺激性很强的食物，不好的生活习惯，熬夜、过度劳累、不注意休息等，都很有可能引发子宫内膜异位症。发现病情我们就要及时治疗。

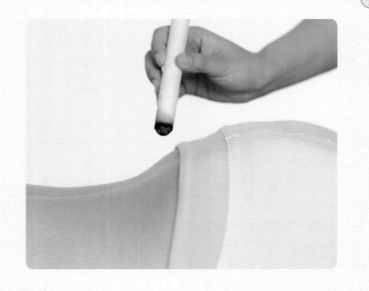

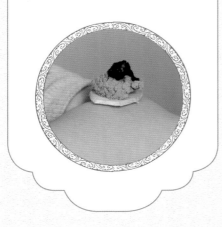

{单阿姨经验谈}

艾灸不仅仅能够助孕，还能帮你清理房间，清除你体内的"垃圾"，艾灸可以帮助你消除炎症，使你的输卵管保持通畅。

【用艾灸与中药治愈子宫内膜异位症】

我觉得这位网友是很典型的病例，患有子宫内膜异位症和卵巢囊肿，这样的病人怀孕的概率是很低很低的。但是我们看到，她用艾灸和服中药的方式，在心态很平和的状态下怀孕了。艾灸治疗子宫内膜异位症非常有效。我不敢说这种治疗方式具有百分之百的疗效，但是这种治疗方式至少会有90%的有效率和50%的痊愈率，而且这种治疗没有痛苦，花钱少治大病。

我们看到的是，这个网友告诉我们，并没有系统地用艾灸治疗，只不过是"子宫内膜异位症病灶和输卵管一起灸，足三里穴跟三阴交穴我基本是没怎么灸，因为时间不够……后来几天，我用的艾灸罐，前腹七孔，后腰七孔……"就这样包起子宫艾灸。

所以，我常说，您不懂穴位也可以，你起码要知道您生病的位置，这样我们可以直接对准病灶艾灸，这叫做"不求孔穴，但求方寸"。

【子宫内膜异位症艾灸取穴】

　　艾灸治疗子宫内膜异位症要灸以下几个穴位：

　　中脘穴、神阙穴、关元穴、子宫穴、归来穴、八髎穴、足三里穴、三阴交穴。这些穴位可以分开来艾灸，但是一定要够时间，够热度，施灸者还要有信心。

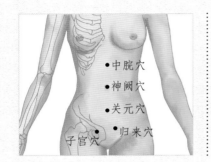

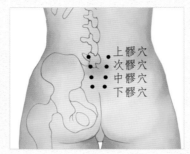

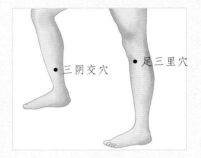

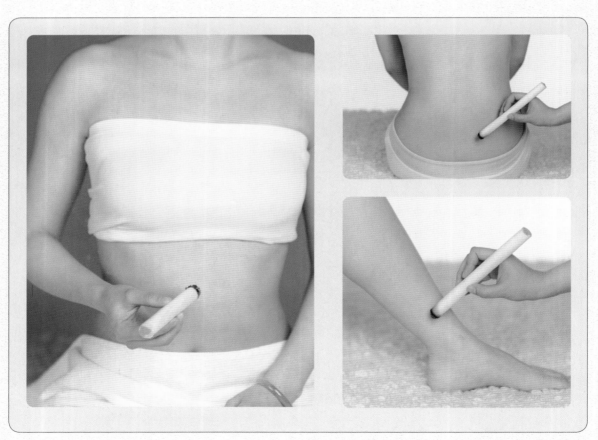

【前列腺炎】

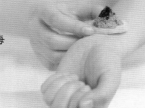

艾灸取穴：肾俞穴、命门穴、八髎穴，关元穴、中极穴、三阴交穴、气海穴、然谷穴。

灸法：治疗前列腺炎应以艾灸关元穴和八髎穴为主，如果会阴疼痛明显，可以在会阴部位施灸以消炎缓解疼痛。

艾灸治好了弟弟的前列腺炎，太神奇了

来自 **39**健康网 www.39.net 39健康网网友的好孕分享！

39网友

　　我弟弟近半年来前列腺炎越来越严重，白细胞指标一直居高不下，会阴部一直疼痛，尿急、尿频，看了很多专家，吃了很多西药、中药都不见好。上个月我有幸看到单阿姨的博客，看到您的艾灸疗法，我建议弟弟试试看。弟弟按照您说的穴位艾灸了一个月左右，症状有所好转。前两天去医院化验，白细胞指标居然正常了，真是奇迹！现在弟弟只是坐久了还会有点疼，他决定继续艾灸，相信会有痊愈的一天。

　　如果你想了解更多前列腺炎的网友通过艾灸成功受孕的经历，请扫描这里的二维码，更多分享，更多惊喜。祝您早日拥有一个健康的艾灸宝宝！

灸走前列腺炎让妻子顺利怀孕

【艾灸一样可以治疗男科病】

　　近期有很多人问艾灸可以治疗前列腺炎吗？其实艾灸可以治疗很多妇科病，那么艾灸治疗前列腺炎也就不稀奇了，所有生殖系统、泌尿系统的疾病，都可以用艾灸来治疗。

　　男性的前列腺炎、前列腺增生、尿道炎、早泄、阳痿、少精症等男科疾病，都可以用艾灸来治疗。

【前列腺炎常见症状】

前列腺炎约占泌尿科门诊疾病的25%～30%。它可全无症状，也可以引起持续或反复发作的泌尿生殖系感染，还可出现许多全身症状，甚至感到不可名状的痛苦，容易与神经衰弱的症状相混淆。

前列腺发生异常，一般会出现以下症状：尿频、尿急、尿痛、尿道灼热、尿等待、排尿困难、阴囊潮湿等；尿道口流脓、红肿、分泌物增多、小便疼痛；下腹、会阴腰骶疼痛；性功能减退等。

男性前列腺疾病多与男性的不良生活习惯有关。

{单阿姨经验谈}

前列腺是人体最小的器官之一，其位置隐蔽，不易诊察。前列腺外形如同一个倒放的栗子，医学书中常称其为圆锥体，似乎不如栗子更形象。它的底部横径4厘米，纵径3厘米，前后径2厘米。前列腺的位置在哪里？前列腺位于盆腔底部，其上方是膀胱，下方是尿道，前方是耻骨，后方是直肠，医生在直肠指诊时，向前可以触摸到前列腺，其道理就在于此。

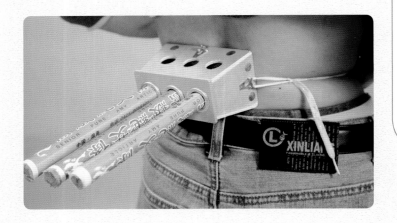

治病机理

中极穴位于下腹部正中线上，当脐下4寸处，乃任脉与足三阴经的交会穴，又系膀胱募穴；会阴穴，在会阴部，当阴囊与肛门连线中点处。两穴均有补肾培元、清热利湿功能。加上艾（灸）火的热力（温热刺激），共奏补肾通淋、温经通络、行气活血、祛湿逐淤、消肿散结作用，故对前列腺炎、前列腺肥大所致疼痛及其相应症状能逐渐减轻，乃至消失。

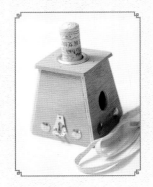

【前列腺炎艾灸取穴】

　　艾灸治疗取穴：灸治可温补肾阳。取任脉、督脉和太阳经穴，如肾俞穴、命门穴、八髎穴、关元穴、中极穴、三阴交穴、气海穴、然谷穴等。治疗前列腺炎应以艾灸关元穴和八髎穴为主，如果会阴疼痛明显，可以在会阴部位施灸可以消炎缓解疼痛。

　　腰腹部穴位可以用四眼艾灸盒移动艾灸，腰腹部的穴位移动艾灸不要少于40分钟，肢体的穴位艾灸，每穴15～20分钟。温和灸即可，千万避免烫伤。

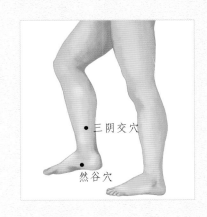

　三阴交穴

然谷穴

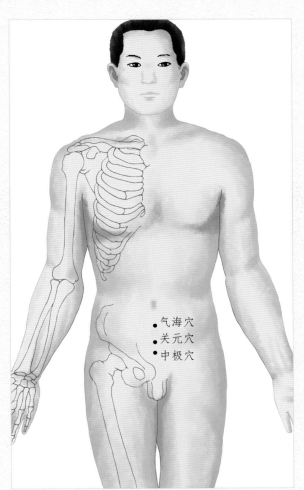

气海穴
关元穴
中极穴

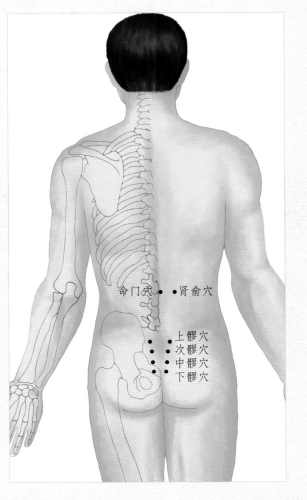

命门穴　　肾俞穴

上髎穴
次髎穴
中髎穴
下髎穴

单桂敏

单桂敏灸除不孕不育

女子七岁肾气盛，齿更发长；

二七而天癸至，任脉通，太冲脉盛，月事以时下，故有子

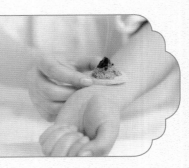

【精子活力低下】

艾灸取穴：神阙穴、关元穴、气海穴、涌泉穴、太溪穴。

灸法：腰腹部使用艾灸盒或艾灸罐，肢体部位可用单眼艾灸盒艾灸。艾灸的时间，腰腹部可以艾灸40分钟左右，逐渐适应为度，肢体可以艾灸15～20分钟。

用艾灸治愈了老公的精子活动能力低下，幸福备孕中

来自 **39健康网** www.39.net 39健康网网友的好孕分享！

39网友

　　我用您教艾灸的方法治好了老公的精子活动能力低下。以前精子活动能力情况是：A级10％，B级23％，离正常标准还有很大的差距。去医院看病，医生开了一大堆补肾壮阳的药。但是我们讨论了半天，觉得是药三分毒，所以除了叶酸和维生素以外什么都没吃。然后就是按照您教的方法艾灸。每天傍晚让他用艾条灸神阙穴、关元穴、气海穴、涌泉穴、太溪穴。晚上用热水泡脚。他说灸的时候很舒服，感觉热气在整个小腹蔓延开，被灸的部位会出现像脉搏跳动的一跳一跳的感觉。仅灸了半个月，再去检查，精子活力就提高到A级26％，B级19％了，已经可以备孕了。这简直就是奇迹！除了维生素、叶酸以外什么都没吃，就是靠艾灸！无法想象！

　　如果你想了解更多精子活力低下的网友通过艾灸成功受孕的经历，请扫描这里的二维码，更多分享，更多惊喜。祝您早日拥有一个健康的艾灸宝宝！

艾灸能提高精子活力

【如何用艾灸改善精子活动能力】

　　在博客里看到了你的反馈，我的心中很高兴。我以前也接触过一些男性治疗精子成活率低的病症，多是用针灸来治疗。但是，教会百姓自己治病，我就要告诉你们要用艾灸来治疗。

　　《黄帝内经·灵枢》中说："针所不为，灸之所宜。"说明不适合针灸的，可以艾灸，证明了灸法的独到之处。

【精子活力低下导致不孕】

精子活力低下又称弱精症。精子的运动功能或运动能力的强弱直接关系到人类的生殖，只有正常做前向运动的精子才能确保与卵子结合形成受精卵。正常离体后的精子，在精液液化前，活动受限制，一旦精液液化，即刻表现出良好的运动能力。如果因某种因素影响精子的前向运动，这将使精子在最佳时间内无法游到卵子所在位置，受精亦不可能发生。

【造成精子活力低下的原因】

1.精索静脉曲张：因睾丸、附睾血液循环障碍，局部温度升高，有毒物质积聚，造成精子活力低下。

2.生殖系感染：前列腺炎、睾丸炎、附睾炎、精囊炎、尿道炎等生殖系炎症，使精浆成分改变，锌、镁、柠檬酸、果糖减少和pH值升高，都会影响精子活力。

3.长期禁欲：长期不射精往往造成精子密度高，精子活动力降低。

{单阿姨经验谈}

中医认为，男性精子的生成与精子活力的强弱，关键就在于肾阳，所以，肾阳不足、精冷无力或是因肾阴亏损，就会引起精子活力低下。

精子活力低下严重者会直接导致不育，即便是女性成功受孕，受精卵的质量也会下降，直接导致胚胎发育不良，造成死胎、流产等。

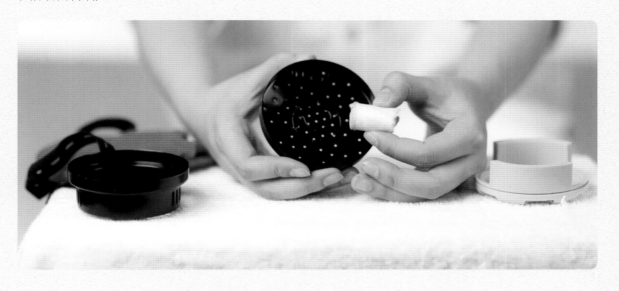

【精子活力低下艾灸取穴】

艾灸治疗精子活力低下可以取穴：神阙穴、关元穴、气海穴、涌泉穴、太溪穴。

使用工具：天气温暖，可以使用艾灸盒插艾条来进行艾灸，腰腹部使用四眼艾灸盒即可，肢体可用单眼艾灸盒艾灸。艾灸的时间，腰腹部可以艾灸40分钟左右，逐渐适应为度，肢体可以艾灸15～20分钟。

如果天气寒冷，您可以腰腹部使用四罐或六罐艾灸罐，肢体使用单罐艾灸罐。艾灸时间：腰腹部艾灸40～60分钟，逐渐适应，肢体艾灸20～30分钟。

晚上用热水泡脚，也有辅助治疗的效果。

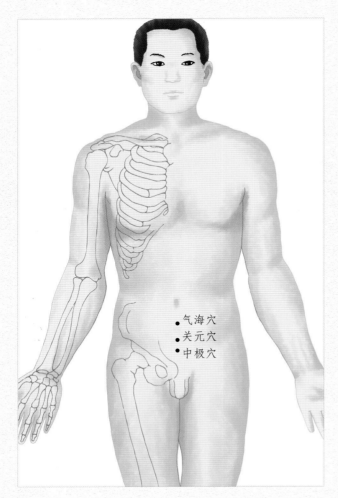

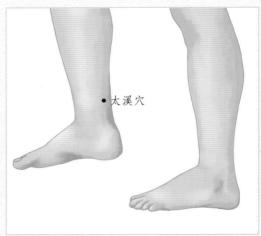

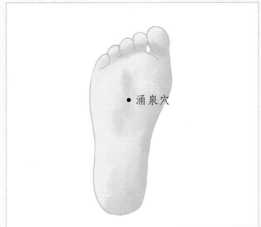

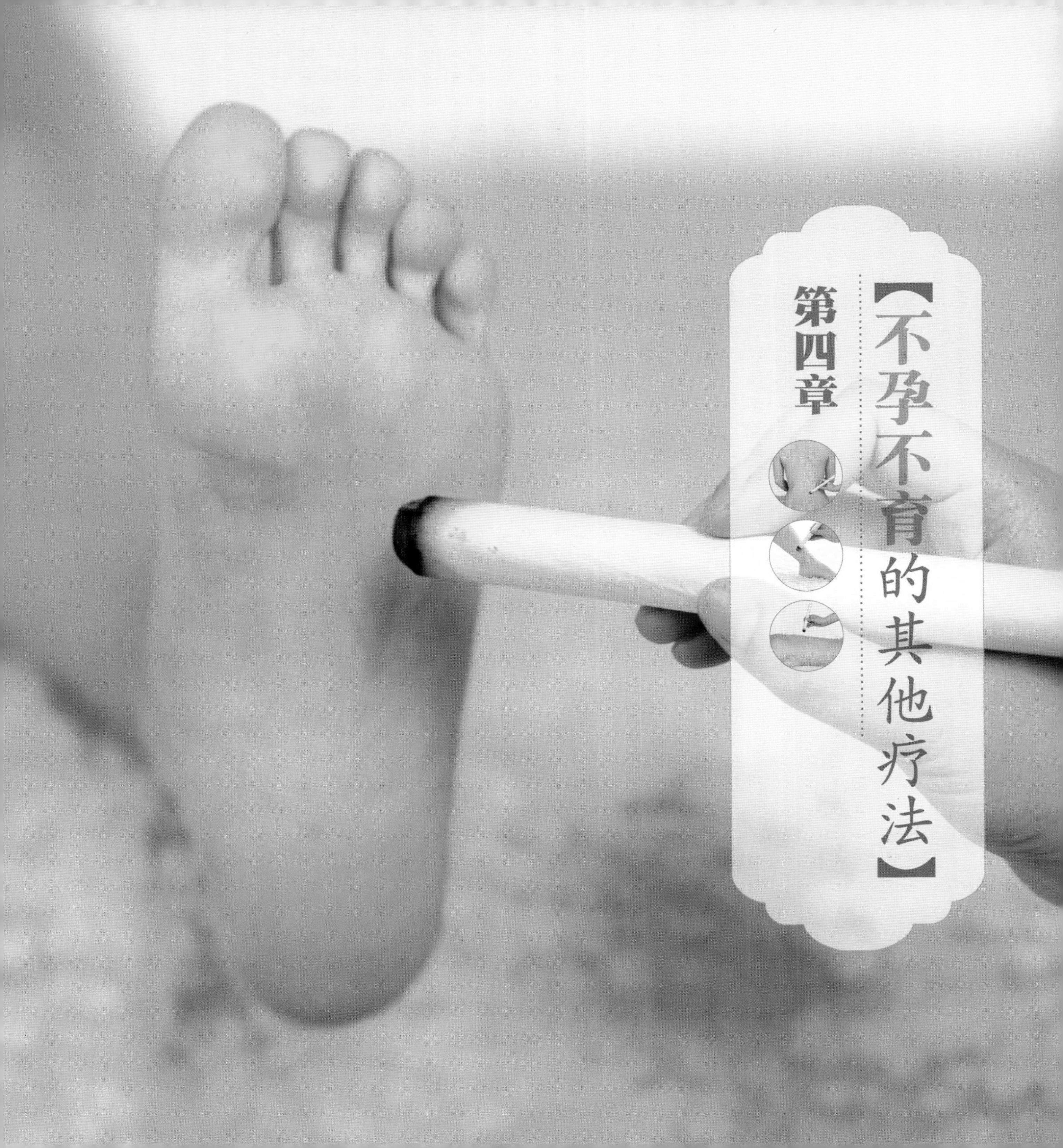

第四章 【不孕不育的其他疗法】

【针灸疗法治疗不孕不育】

【针灸取穴】

主穴：子宫穴、中极穴。配穴：根据临床分型辨证取穴，共分三型。肾虚型加肾俞穴、命门穴、关元穴、气海穴、然谷穴、三阴交穴、血海穴、照海穴；肝郁型加三阴交穴、照海穴、血海穴、太冲穴；痰湿型加脾俞穴、照海穴、曲骨穴、丰隆穴、关元穴、足三里穴、中脘穴。针灸最好加电针通电治疗，这种刺激可以有效地疏通经络，如果针灸同步则会有更好的效果。

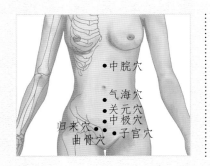
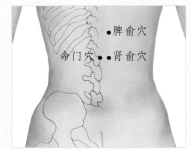
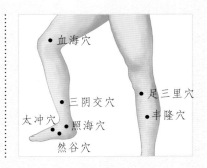

【疗程评定】

临床针灸，每天一次，10次为一个疗程。疗程间隔3～5天，进行下一个疗程，三个疗程判断治疗标准。

【搭配治疗】

在临床中对比治疗的效果，针灸同步的治疗效果较好，针灸通络，艾灸驱寒，消炎。二者合一的治疗方式会增加治疗的叠加作用。

【总结】

不孕不育症患者多数由女性任督二脉不通所致病，男性的话有可能是性功能低下或者是精子活性低下等，这些情况，针灸治疗其一，可以打通任督二脉，促进性欲，提高精子活性；其二，安全、方便、简单易行，不影响正常的工作和生活；其三，一般不会出现药物引起的肝肾排泄而损伤机体。同时针灸、艾灸还可以活血化淤，消炎止痛，增强人体的免疫力。

【刮痧疗法治疗不孕不育】

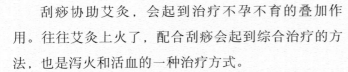

刮痧疗法的功能

　　刮痧协助艾灸，会起到治疗不孕不育的叠加作用。往往艾灸上火了，配合刮痧会起到综合治疗的方法，也是泻火和活血的一种治疗方式。

　　刮痧一定要看痧痕，一般初次刮痧的，疾病在皮下，很容易出痧，如果已经出痧了，需要间隔3～5天在做第二次刮痧。如果刮痧不出痧，有可能疾病在脏腑，这样就需要隔日刮痧。即使不出痧，也要刮痧，逐渐由内而外的把疾病引到体表。不出痧者，每次刮痧15～20分钟结束治疗，下次还是这样刮痧。连续刮痧5次，休息3天。在进行下一疗程。

　　刮痧也是体表排毒的一种治疗方式，也是泻火的一种治疗方式，同时也是活血化瘀的辅助治疗。

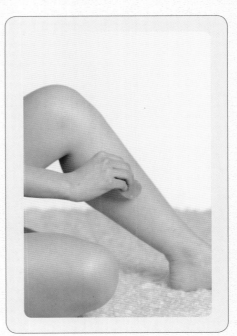

刮痧使用的工具

　　刮痧疗法使用的工具在生活中随手可得，并不局限在专业的医疗用品上。在古代，人们经常使用光滑的石块、陶器、瓷器、钱币、麻线等作为刮痧用具，而现在经常使用水牛角加工而成的刮痧板。本书将以水牛角刮痧板为主要工具来介绍刮痧疗法的操作。

【刮痧用具】

目前常用的刮痧板通常是水牛等动物的角制成的，有一定的硬度和弹性，手感好，使用方便。刮痧板的形状多是长方形，也有适合不同部位操作使用的不规则形状，但基本上都是一侧的棱较厚，一侧的棱较薄。刮痧板的圆角可以用于点按的技法或刮拭面积较小的部位，厚棱多用于保健刮痧，而薄棱多用于治疗。

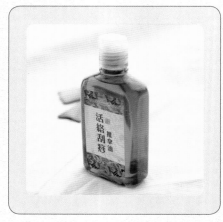

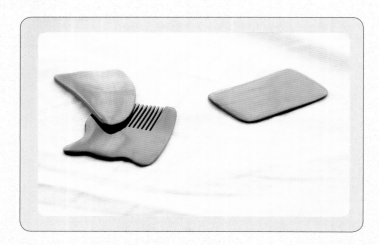

【刮痧介质（润滑剂）】

刮痧的时候还需要使用润滑剂，以免损伤皮肤。常用的润滑剂包括：水、植物油、蛋清、姜汁等液体介质；凡士林等固体介质；或红花油、刮痧油等具有活血化淤作用的药剂。

正确的刮痧手法

【持板方法】

持板时，持板人的肩、肘、腕应自然弯曲，握空拳，将刮痧板夹握在拇指与其余四指之间。治疗时，刮痧板薄的一侧对着皮肤；保健时，刮痧板厚的一侧对着皮肤。

【刮拭方式】

简单地说，刮拭可以分为点、线、面三种方式。

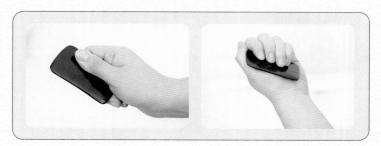

1.点

刮痧中"点"的方法不仅仅是指"点"、"按"，还有"揉"和"刮"的意味在里面。这种方法作用于局部，常用于穴位的刮痧，或痛点明显的部位。点的力度不同，适用的范围也不一样：皮肤薄或人体的要害部位，用力要轻；一般部位，力度要适中；肌肉较厚，或者需要重度手法的部位，力度要重。

2.线

"线"的方法就是我们常说的"刮"，也分为直线、曲线、放射线等多种方法。前后头部、额部、颈部、背部、胸部、四肢等部位，常是直线刮；颞部、下颌部、侧颈部、上背部等部位，常是曲线刮；头顶部、侧头部等，常是放射线刮。使用"线"的方法，刮拭的范围要尽量延长。

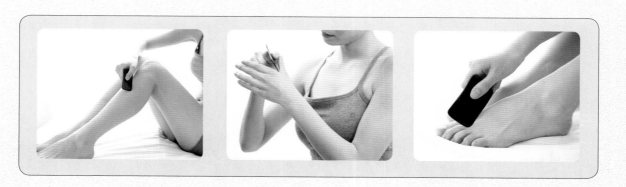

3.面

"面"的方法是最常见的，平行的线形刮痧融合成片，就形成了面。

▌刮痧疗法治疗不孕症

【疾病介绍】

根据婚后是否受过孕，可分为原发性不孕和继发性不孕。原发性不孕是指从未怀孕过；而继发性不孕则是指曾有过怀孕史，以后1年以上未避孕而未再怀孕。不孕症的主要原因有排卵障碍、输卵管疾病，以及生殖系统的先天性生理缺陷和畸形。

【刮痧部位】

不孕症可选任脉的关元穴，可固本培元；可选经外奇穴的子宫穴，可通照海穴气血；可选足太阳膀胱经的肾俞穴、次髎穴、胞肓穴，可滋补下焦；可选足太阴脾经的地机穴、三阴交穴，可行气活血、通胞脉。

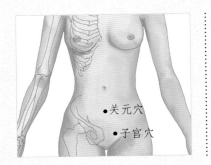 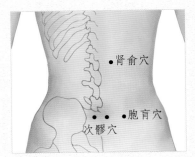 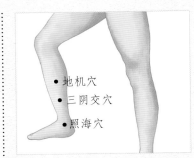

【刮痧方法】

腰背部：沿脊柱两侧，自上而下由肾俞穴刮拭至次髎穴，重点加强肾俞穴、次髎穴。用刮痧板的圆角点按胞肓穴。

下腹部：分别刮拭关元穴、子宫穴。

小腿内侧：沿足太阴脾经走行，自上而下由地机穴刮拭至三阴交穴，重点加强地机穴、三阴交穴。

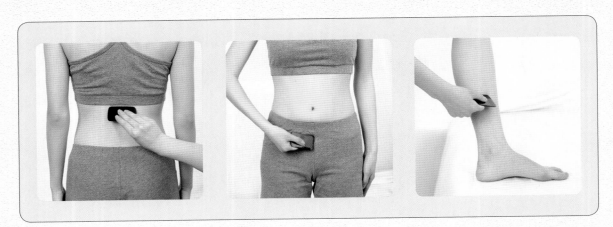

刮痧治疗慢性前列腺炎

【疾病介绍】

慢性前列腺炎可由急性前列腺炎迁延反复而致，是男性常见病之一。患者常表现有尿道刺激征，如尿频、尿急、排尿时尿道灼热、有黏液或脓性分泌物。患者还常有局部症状，如后尿道、会阴和肛门处坠胀不适，久坐胀痛等，疼痛可向尿道和会阴部之外放射，以下腰痛最常见。慢性前列腺炎的症状比较复杂，对男性的性功能和生育功能有一定影响。

【刮痧部位】

慢性前列腺炎可选任脉的中极穴、会阴穴、气海穴、关元穴，可调理三焦；可选足太阳膀胱经的肾俞穴、志室穴和足厥阴肝经的曲泉穴，可补肾壮阳；可选足太阴脾经的血海穴；可选手太阳小肠经的后溪穴；可选足少阴肾经的大赫穴，可补肾利尿。

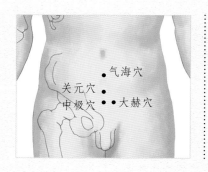

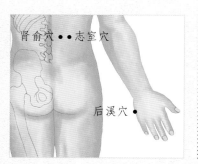

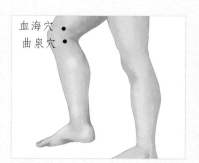

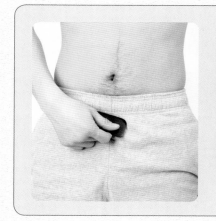

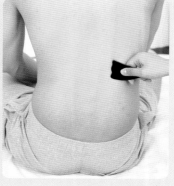

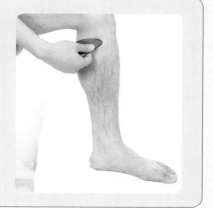

【刮痧方法】

腰骶部：沿足太阳膀胱经走行，自上而下由肾俞穴刮拭至志室穴，重点加强志室、肾俞穴。用刮痧板的圆角点按会阴穴。

腹部：沿腹部正中线刮拭肚脐周围，重点加强气海穴、中极穴、关元穴、大赫穴。

手背：刮拭或点按后溪穴。

下肢前侧：刮拭或点按血海穴。

膝内侧：刮拭或点按曲泉穴。

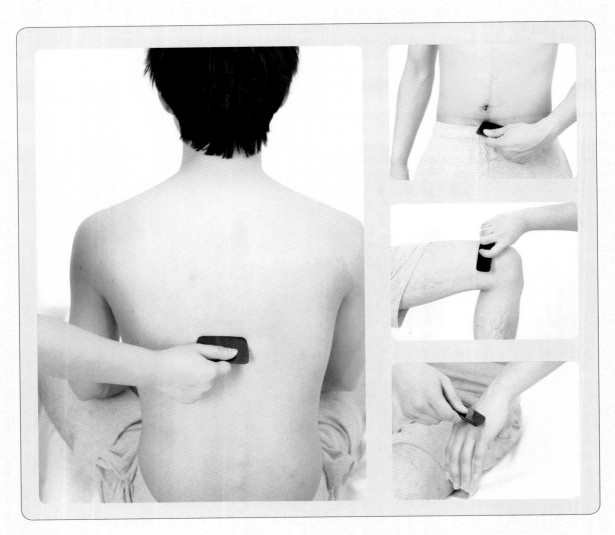

单桂敏灸除不孕不育

女子七岁肾气盛，齿更发长；二七而天癸至，任脉通，太冲脉盛，月事以时下，故有子

【刮痧治疗盆腔炎

【疾病介绍】

　　盆腔炎是指女性盆腔生殖器官及其周围的结缔组织、盆腔腹膜发生的炎症，包括子宫内膜炎、输卵管炎、输卵管卵巢脓肿、盆腔腹膜炎。急性炎症患者表现为高热寒战、下腹疼痛、白带增多且呈脓性、泌尿系统刺激症状，以及腹泻或便秘。慢性炎症患者可出现精神不振、低热、不孕、下腹部坠胀、疼痛及腰骶部酸痛，常在劳累、性交、月经前后加剧。

【刮痧部位】

　　盆腔炎可选任脉的气海穴、关元穴，可行气活血；可选足太阴脾经的血海穴、三阴交穴、公孙穴、阴陵泉穴，可利脾化湿；可选足太阳膀胱经的膈俞穴、肾俞穴、中髎穴，可健脾固肾；可选足阳明胃经的足三里穴、内庭穴，可活血化淤、清热利湿；可选足厥阴肝经的行间穴。

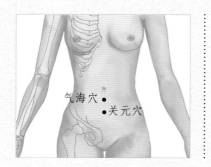

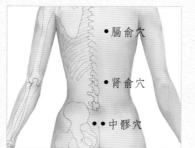

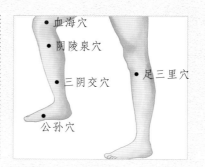

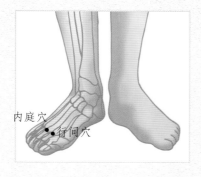

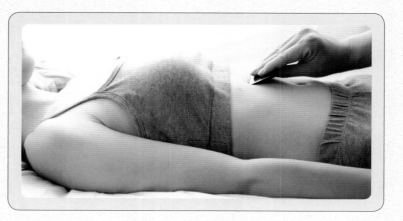

【刮痧方法】

腰背部：沿足太阳膀胱经走行，自上而下由膈俞穴刮拭至中髎穴，重点加强膈俞穴、肾俞穴、中髎穴。

腹部：沿任脉走行，自上而下由肚脐刮拭至耻骨上缘，重点加强气海穴、关元穴。

下肢内侧：沿足太阴脾经走行，自上而下由血海穴刮拭至公孙穴，重点加强血海穴、三阴交穴、公孙穴、阴陵泉穴。

下肢前侧：沿足太阳膀胱经走行，自上而下由足三里穴刮拭至内庭穴，重点加强足三里穴、内庭穴。

足背：用刮痧板的圆角点按或刮拭行间穴。

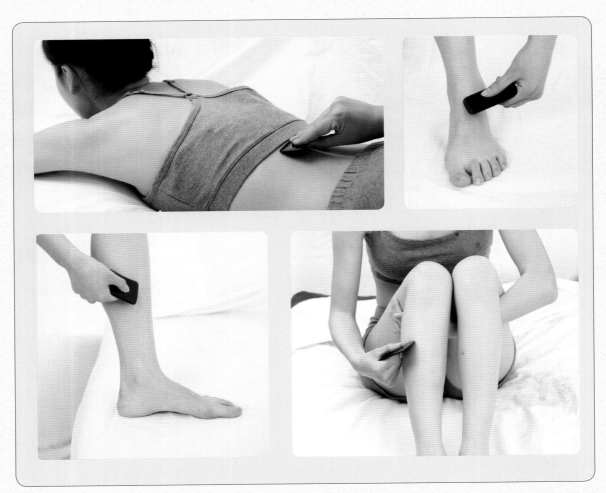

单桂敏灸除不孕不育：

女子七岁肾气盛，齿更发长；二七而天癸至，任脉通，太冲脉盛，月事以时下，故有子

【饮食调理不孕不育】

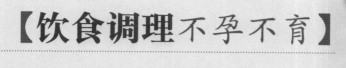

【饮食休息调整好，好孕跑不了

平时大家要尽量避免不良生活习惯，避免不健康的饮食习惯，减少应酬，避免酗酒。有些人睡过了头就直接将早餐和午餐合在一起吃，这种做法不仅容易导致胆结石和高血糖，还会对怀孕有影响。其次要注意，过热过寒的食物最好不要吃。每天要保证有8小时以上的睡眠时间，睡眠不够是任何东西都补不回来的。

蛋白质被人体吸收后会变成氨基酸，其中"精氨酸"被认为是制造精子的原料。蛋白质对生殖功能、内分泌、激素相当重要，食物当中的牛奶、黄豆、鸡蛋、瘦肉都富含蛋白质，可以在饮食中多补充。如果一定想喝骨头汤，最好去油并加生姜中和一起来煲。

除此之外，还要积极参加体育锻炼，坚持日常运动，可调节紧张的脑力劳动或神经体液失常，如每天慢跑或散步30分钟。

【这些食物有利于防治不孕不育

【富锌的食物】

植物性食物中含锌量比较高的有豆类、花生、小米、萝卜、大白菜等；各种动物性食物中，以牡蛎含锌最为丰富，此外，牛肉、鸡肝、蛋类、羊排、猪肉等含锌也较多。

【动物内脏】

这类食品中虽含有较多量的胆固醇，但其10%左右是肾上腺皮质激素和性激素，适当食用这类食物，对增强性功能有一定作用。

【富含精氨酸的食物】

据研究证实，精氨酸是精子形成的必需成分，并且能够增强精子的活动能力，对男子生殖系统正常功能的维持有重要作用。富含精氨酸的食物有鳝鱼、海参、墨鱼、章鱼、木松鱼、芝麻、花生仁、核桃。

【按摩疗法治疗不孕不育】

按摩疗法的优点

中医疗法林林总总，门类很多，其中常用的包括砭、针、灸、导引、按跷、中药。按摩疗法即属于"按跷"的一种。与其他疗法相比，按摩疗法具有以下优点：

【安全有效】

按摩疗法是一种没有创伤性的疗法，是安全可靠的"自然疗法"，没有不良反应。无论是为了治疗高血压、糖尿病、跌打扭伤等伤病，还是为了无病强身、延年益寿，按摩都可以满足使用者的要求。

【经济实用】

按摩疗法是一种经济、实用的中医疗法，既可以徒手操作，也可以通过一些简单的按摩工具，甚至生活用品来进行。掌握了按摩疗法，可以省去往返医院、等待诊治的时间，也可以省去打针吃药的费用，是非常划算的自我保健方法。

【不受环境限制】

按摩疗法不受时间、地点、环境、条件的限制，无论是在办公室，还是在家里，或者在外出旅行的途中，都可以进行。

【易学易用】

学习按摩疗法，不需要任何基础，只要对照经络穴位或者反射区分布图，就可以操作。而且按摩的时候也不影响生活或工作，比如按摩足底时，可以看电视、聊天，互不影响。

按摩疗法的操作要领

按摩的手法在操作中特别重要，因为正确的手法不仅可以使疗效得到保障，而且可以让操作者省力。在了解了基本的按摩手法之后，下面来了解一下按摩手法的操作要领。

【按摩中的用力】

按摩中力用小了不起作用，力用大了又可能使病情加重。一般来说，损伤或炎症的早期或虚证者，应用力较轻；损伤或炎症的晚期，应用力较重。在敏感的穴位或其他部位上，应用力较轻；在一般的穴位或其他部位上，应用力较重。腰骶、臀部及四肢外侧，可用稍重手法；前胸、腹部及四肢内侧，则应采用轻柔缓和的手法。对年老者、年幼者、体弱者以及劳累、空腹、精神紧张、长期的慢性病病人，手法宜轻。如果手法过重，刺激强烈，反而会引起不良感觉，最常见的是头晕眼花、心慌、胸闷欲吐、全身出虚汗、四肢发凉等。对于体质强壮者，以及病症反应急的病人，按摩的手法可以适当重一些，但也要以能够耐受为宜。在穴位处治疗时，局部有酸、麻、胀、痛的感觉是正常现象。

【按摩中采取的体位姿势】

在按摩时，按摩者和被按摩者应处在一个舒适的体位上，这样才能保证按摩的顺利进行。在躯干正面按摩时要采取仰卧位或坐位或半坐位，在颈项部、肩部、背部、腰骶部按摩时要采取俯卧位或坐位，腿部的按摩一般采取卧位，双臂部的按摩可以采取坐位或仰卧位或半卧位。对于体质虚弱者，以仰卧位或半卧位为好。

【用力的方向】

按摩时要注意方向，就是注意用力是向心还是离心，是顺时针还是逆时针，是向左还是向右。按摩的手法有补和泻的分别，不同的用力方向，带来的效果也是不一样的。

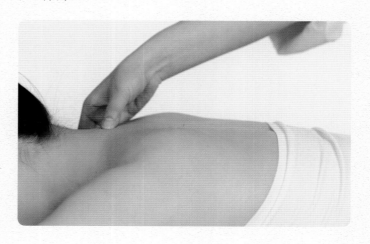

按摩疗法治疗慢性盆腔炎

【疾病介绍】

盆腔炎是指女性盆腔生殖器官及其周围的结缔组织、盆腔腹膜发生的炎症，包括子宫内膜炎、输卵管炎、输卵管卵巢脓肿、盆腔腹膜炎。急性炎症患者表现为高热寒战、下腹疼痛、白带增多且呈脓性、泌尿系统刺激症状，以及腹泻或便秘。慢性炎症患者可出现精神不振、低热、不孕、下腹部坠胀、疼痛及腰骶部酸痛，常在劳累、性交、月经前后加剧。

【经穴按摩】

1. 经穴选择

慢性盆腔炎可选腹部的神阙穴、气海穴、关元穴，腰骶部的八髎穴，四指的阴陵泉穴、三阴交穴、丘墟穴、太冲穴。

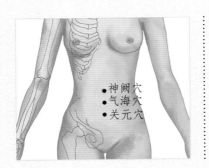
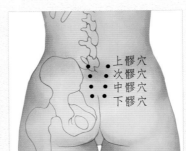
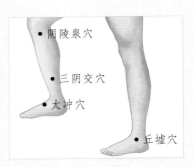

2. 按摩方法

序号	操作方法
1	将拇指之外的四指并拢，交替摩擦下腹部3分钟
2	用指腹按揉神阙穴、气海穴、关元穴各2分钟
3	用两手拇指或拳背按揉肾俞穴、气海穴、关元穴各1分钟
4	用手掌擦腰骶部，尤其是八髎穴，以感觉透热为度
5	用拇指指尖点按阴陵泉穴、三阴交穴、丘墟穴、太冲穴各1分钟

单桂敏灸除不孕不育

女子七岁肾气盛，齿更发长；
二七而天癸至，任脉通，太冲脉盛，月事以时下，故有子

按摩疗法治疗宫寒不孕

【疾病介绍】

不孕症是指育龄期女子有正常性生活，夫妇男方生殖功能正常，同居2年以上，未采取避孕措施而不受孕的疾病。女性因照海穴寒冷而不孕，则称为宫寒不孕。宫寒，是指妇女肾阳不足、照海穴失于温煦，主要表现为小腹坠胀、冷感、冷痛得热则缓和，白带清稀，痛经，月经失调。

【经穴按摩】

1. 经穴选择

宫寒不孕可选腹部的气海穴、天枢穴、归来穴、曲骨穴，腰背部的命门穴、肾俞穴、腰眼穴。

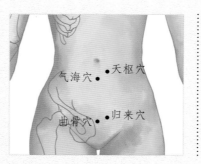
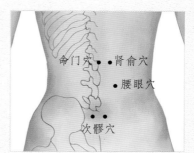

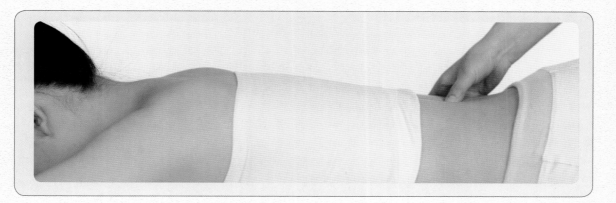

2. 按摩方法

序号	操作方法
1	用手掌的鱼际推揉腹部的气海穴、天枢穴、归来穴、曲骨穴，顺时针推36次，再逆时针推36次，以感觉透热为度
2	用拇指按揉命门穴、肾俞穴、腰眼穴各2～3分钟

男子三八肾气平均，筋骨劲强，故真牙生而长极；四八筋骨隆盛，肌肉满壮；五八肾气衰，发堕齿槁